YI HE XIAO ER TUI NA

易和小儿推拿

邱荣◎著

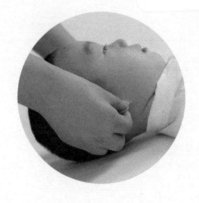

江西科学技术出版社

图书在版编目（CIP）数据

易和小儿推拿 / 邱荣著. –– 南昌：江西科学技术
出版社，2021.1
ISBN 978-7-5390-7270-8

Ⅰ．①易… Ⅱ．①邱… Ⅲ．①小儿疾病 – 推拿 Ⅳ.
①R244.15

中国版本图书馆CIP数据核字(2020)第223466号

国际互联网(Internet)地址：
http://www.jxkjcbs.com
选题序号：ZK2020285
图书代码：B20371-101

易和小儿推拿

邱荣　著

出版 发行	江西科学技术出版社
社址	南昌市蓼洲街2号附1号
	邮编：330009　电话：(0791)86623491　86639342(传真)
印刷	江西千叶彩印有限公司
经销	各地新华书店
开本	787mm×1092mm　1/16
字数	250千字
印张	17.5
版次	2021年1月第1版　2021年1月第1次印刷
书号	ISBN 978-7-5390-7270-8
定价	98.00元

赣版权登字–03–2021–1

序

经云"东方之域，天地之所始生也。"

在茫茫的大海尽头，有了一团黑。先是一块礁石，后是几堆礁石，礁石渐渐联结成为一个岛屿，岛屿向外扩展，形成了大陆；向上长高，形成为了喜马拉雅。向外和向上的结果，成就了中国陆。

那个岛屿叫胶东半岛。它由青岛、威海和烟台鼎立而成。它不仅是《内经》中中国天和中国地的始生点，还在中国经济与文化当中占有重要地位。

小儿推拿界，没有不知道徐谦光（烟台牟平）、李德修（威海北竹）、张汉臣（山东蓬莱）和张席珍（山东青岛）的。这些大师们或出生，或成长，或工作在青岛、烟台和威海。他们的丰功伟绩将永远载入小儿推拿史册。他们在胶东半岛上留下的脚印成为近代中国小儿推拿的重要发祥地。

他们的弟子，著名小儿推拿家赵鉴秋、张素芳、田常英、张寄岗等名号响当当。历史和当下共同成就了胶东半岛今天中国小儿推拿的中心地位。的确，在胶东半岛上，小儿推拿理念的深入，开展的普遍，受众之多，从业者之广，是中国其他地区少见的。

十多年前，陕西榆林神木县一位叫邱荣的青年萌生了学习与从事小儿推拿的念头。去哪里学习？在上网搜索与综合考量之后，他选择了胶东半岛。他怀揣着母亲卖掉粮食给的几十元钱，义无反顾地奔向东方，奔向太阳升起的地方。在那里，他拜师、考查、读书、临床、练手法。几年的学习，十几年的打拼，不仅让他熟练的掌握了小儿推拿技术，融汇了几大小儿推拿流派，他还爱上了胶东半岛。爱那儿的风景，爱那儿的文化，更爱那儿的小儿。他最终选择威海作为他事业的舞台。

今天，十多年过去了。他在当地有了名气。他的店铺很宽敞，找他推拿的孩子很多，向他学习小儿推拿技术的人也多。

他将自己十多年的小儿推拿经验编写成为图书，即将梓印出版。这不仅仅是一本书，这是他的感悟，是他的心路历程。

我认真阅读了他的书稿，里面有很多新奇的内容。比如病症分类、穴位组合、场理论、寒热观、调养观等等。观点新奇，引人惊叹。

是为序！

廖品东

2020年5月29日

成都中医药大学教授，研究生导师；

中华中医药学会推拿专业委员会常务委员。

前言

2020年元旦之际，瑞雪纷飞。凝望海天一色，思绪涟漪。2020年是不同寻常的一年，天地气机剧变，疫情肆虐，肺金受损。值此危难之际，有志之士，如钟大夫、张大夫等一代大医挺身而出。为家为国奉献自己的医术才华，表达对祖国人民深深的爱。

中国之东，胶东半岛，钟天地灵秀于一偶，养育了一代代杰出的中医大夫。如威海李德修著有《小儿推拿三字经》、烟台徐谦光著有《徐谦光推拿全集》、青岛张席珍著有《小儿推拿疗法》等。造就了"全国小儿推拿看山东，山东小儿推拿看胶东半岛"的小儿推拿发源地之地位。笔者有幸也生活在这方天地间。追寻先贤的脚步，天天临床、教学、站桩、思考，发现天地气机能量偏寒凉时病毒活跃，天地气机偏温热时细菌活跃。在临床中通过三万余血常规化验验证了感悟的正确性，提出"参变天机、随症论治、以和为要、快乐康复"的指导思想。在一次次顿悟中理解物质能量平衡对于人快乐康复的重要性。创立核心治疗法则"物质蕴含能量，能量影响能量，能量改变物质，物质能量平衡"的小儿推拿之道。物质为一种极微小的存在构成，能量则是这种极微小的存在状态，物质为阴，能量为阳，阴阳平衡之道天地至理也。

本书有十万余字，二百余张图片。历经最初的临床案例小册子，到后来讲课时形成的教案，再到今天于江西科技出版社出版终成图书，十多年过去了。在这十多年里这本书包含了：小儿推拿手法（坐桩、发力、单复式等）、小儿穴位（位置、功效、应用等）、小儿辩证（舌诊、手诊、色诊、脐诊等）、中医基础（藏象、八纲、阴阳等）、小儿疾病（发热、咳嗽、腺样体等）。每一个方子，每一句话，每一个字，都反复用心推敲，临床万次以上验证，以便读者好理解，用即效。

例如：用拇指、食指掐揉风池风府穴3~5分钟，治疗三周岁以内小儿外感风寒表证引起的发热，康复率98%以上。在临床中经过一万人次以上小儿验证。

例如：治疗腺样体炎、鼻塞流涕、晚上睡觉打呼噜。学员西有新疆，东有威海，北有河北，南有广州，运用物质能量平衡原理均效果显著。

例如：小儿辨证中流清涕在大部分书籍中，均认为是寒症。但实际在临床中，流清涕整体温热能量居多者占八成以上。如果均以寒症论治，很难治好。所以临床准确辩症才是关键。

例如：小儿穴位桥弓穴有活血化瘀之功效，在临床中桥弓还有治疗扁桃体肿大、腺样体炎的功效。

例如：小儿手法学习的练习就需要传承的发力技巧，力量传导方法。如揉法的力量控制要求，就是力量停留在皮肤之下，骨骼之上，肌肉之中。

……

……

凡此种种不一而举。本书切实包含了小儿推拿的方方面面，又经历二十万人次以上验证。全力以赴，是为热爱，我爱小儿推拿，深入骨髓。

本书出版之际特感谢名医廖品东教授、张寄岗老师等谆谆教导。

近几年来，国家大力推动中医发展，提倡未病先防的原则。让人民过上幸福健康的生活，2021年初本书能够应时而出，冥冥中自有天道。

邱荣

二〇二一年一月一日

目　录

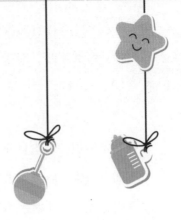

 # 健康宝宝对照表

1. 望　神：神情自然，双目灵动，行动敏捷，呼吸均匀。

2. 望　色：脸色黄白且红润有光泽。

3. 望　舌：舌质红，苔薄白，舌体大小适中，活动灵活。

4. 望　目：双目有神，黑睛透亮，白睛明润，转动灵活。

5. 察　鼻：鼻干无涕，呼吸畅通。

6. 察　口：唇色、牙龈、咽喉均为淡红色或红色，无口气。

7. 察　耳：耳朵轮廓清晰、耳垂厚实，耳道内无异物及异味。

8. 皮　肤：细腻、光滑、润泽，无斑丘疹。

9. 察二阴：男孩阴囊不紧不松，稍有色素沉着，无肿胀。女孩前后二阴干净清爽，无红肿湿热异味。

10. 察二便：大便一日三次或三日一次，黄色软状条形便，排便顺畅。小便淡黄或清长，一小时以上一次。

11. 看指纹：指纹淡红色隐隐显露于风关之下。

12. 啼哭声：哭声洪亮，稍显无力，需要得到满足后哭声即止。

13. 呼吸音：呼吸均匀，无喘息，肺部无干湿性啰音。

14. 嗅气味：小儿身体有轻微奶香味或无味。

15. 审饥饱：腹部不凹、不凸、不硬、不胀，柔软舒适。

小儿无患歌

孩童常体貌，情志自殊然，鼻内干无涕，喉中绝无涎。

头如青黛染，唇似点朱鲜，脸方花映竹，颊绽水浮莲。

喜引方才笑，非时手不掀，纵哭无多哭，虽眠未久眠。

意同波浪静，性若镜中天，此候俱安吉，何愁疾病缠。

（引自《小儿推拿方脉活婴秘旨全书》）

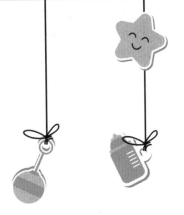

第一章　概论

第一节　小儿推拿概念

一、小儿推拿定义

即儿推师以中医辨证诊断为基础，以四时气候能量变化为依据。拟定合理的治疗法则，选用合适的手法，穴位或部位形成处方。在小儿体表特定的穴位或部位做功，达到调阴阳、和气血、扶正祛邪、以防病治病的过程。

二、小儿推拿指导思想

参变天机　随症论治

以和为要　快乐康复

第二节　推拿理疗特点

小儿时期处于不断生长发育过程中，在形体结构、脏腑功能、生理病理、发病和恢复等方面都有其明显的年龄特点。掌握这些特点，对学习好小儿推拿，更好地诊断和防治疾病，具有十分重要意义。

一、生理特点

（一）脏腑娇嫩，形气未充

小儿时期，无论是机体各器官的形态、位置，还是脏腑的生理功能，都随着年龄的增长，处在不断成熟和完善的过程中。年龄越小机体越稚嫩柔弱，功能活动越不完善，五脏六腑的形和气都相对不足，尤以肺、脾、肾三脏更为突出。脏腑指五脏六腑；娇嫩指稚嫩、柔弱、不成熟；形指形体、脏腑结构、四肢百骸、筋肉骨骼、精血津液等有形物质；气是指机体功能活动；充即充实或充盛。历代医学家把小儿这种现象称为脏腑娇嫩，形气未充。按照中医学理论阴阳的含义，阴是指身体的精、血、津、液等具有物质性的东西；阳是指身体内各种生理功能的活动。"稚阴稚阳"，是指小儿无论在物质基础，还是生理功能方向，均稚嫩和不完善。这是小儿的基本生理特点。

（二）生机蓬勃，发育迅速

小儿从出生到成年一直处于不断生长发育过程中，从体格、智力以及脏腑功能，均不断向完善、成熟迅速发展。年龄愈小，生长的速度也愈快。古代医家将小儿生机蓬勃，发育迅速的特点，称为"纯阳"。所谓纯阳之义：一指小儿生机旺盛，发育迅速；二指小儿时期的阴阳在生理状态下，阳相对旺盛，阴相对不足。"纯阳"，并非是有阳无阴的"盛阳"。对水谷精微、营养物质的需要相对感到更加迫切，需要不断加以补充，以适应其各个阶段生长发育的要求。

二、病理特点

（一）发病容易，传变迅速

小儿机体和功能均较脆弱，抵抗疾病的能力弱，加上寒暖不能自调，饮食不知自节，一旦护理失宜，在同等致病条件下，较成人更易发病。

小儿心肝多有余，脾肺肾不足，五行心脏属于火、肝脏属于风、脾脏属于土，肺脏属于金、肾脏属于水。火和风属于能量阳的状态，土、金、水属于物质阴状态。临床以外感六淫、时行疾病和肺、脾二脏的病证较为多见。

肺为娇脏，外合皮毛，小儿肺卫尤弱，小儿"肺常不足"，不仅表现在解剖结构、生理功能上不完善，另外免疫功能也不健全。因此，外邪袭表，易犯肺系，肺失清肃，则容易出现感冒、咳嗽等病症。

脾胃为后天之本，主运化水谷和输布精微物质，为气血生化之源。由于小儿运化功能尚未健全。而所需水谷精微物质却较成人更为迫切。故常易为饮食所伤，出现积滞、呕吐、腹泻等证。表现出小儿"脾常不足"的病理特点。

小儿纯阳之体，神气怯弱，邪毒为害，易从热化火。热陷厥阴，痰火扰心，侵犯心、肝两经，常易发生高热、惊风、神昏、抽搐，表现出小儿"肝常有余，心常有余"，热证最多，热盛引动肝风的病理特点。

小儿患病后，还有病情变化迅速的特点，表现在疾病的寒热虚实互相转化上。钱乙在《小儿药证直决·序》中指出："脏腑柔弱，易虚易实，易寒易热"。

"易虚易实"是指小儿一旦患病，邪气易实，正气易虚。实证可以迅速转化虚证，或出现虚实并见的证候。如偶患感冒，可瞬间即转为肺炎，出现咳嗽、气急、鼻煽、涕泪俱无等肺气闭塞之象。又如婴儿腹泻，原为外感时邪或内伤乳食的实证，剧烈吐泻后，常易出现液脱伤阴或阴竭阳脱的危候。

"易寒易热"是指小儿在发病的过程中，由于"稚阴未长"，"纯阳之体"，易呈阴伤阳亢，表现热的证候。由于"稚阳未充"，机体脆弱，容易兴奋，也容易衰竭，在病理中出现阳虚衰脱，阴寒之证。如婴儿外感咳嗽，极易发展为肺炎喘嗽，出现高热、咳喘、鼻煽、气急的实热证；在高热痰火相煽，实热内闭的同时，转瞬可以出现面色苍白，口唇青灰紫，心慌气促、汗出肢冷，脉微细等心阳虚衰，甚至心阳虚脱的危候。

小儿病情变化，比成人更为迅速而错综复杂。故对小儿疾病的诊治，必须根据小儿病理特点，辨证准确，取穴精确，治疗及时，手法轻重适宜。

（二）脏气清灵，易趋康复

小儿生机蓬勃，发育迅速，活力充沛，患病后机体恢复快，修复能力强；并且小儿病因相对单纯，多为外感六淫、时行疾病和乳食内伤；又少七情干扰，神气安静，少痼疾久病；小儿脏腑清灵，对手法反应比较灵敏。在病情发展转归过程中，虽有传变迅速，病情易恶化的一面，但经过及时恰当的治疗与护理，比成人好转快。这是对小儿生理、病理及治疗特点的概括。掌握小儿的生理病理特点，对小儿康复有重要意义。

第三节　小儿推拿风险禁忌

一、以下情况不宜推拿

（1）孩子在过饥或过饱的情况下不建议推拿。

过饥会使小朋友气血循环变慢推拿时感应度下降；过饱也不适合推拿，会引起呕吐腹痛等症状。

（2）孩子在饮食和大哭的情况下谨慎推拿。

孩子推拿时吃东西非常容易呛入气道，诱发窒息和剧烈咳嗽不宜推拿。

推拿时孩子由于认生大哭导致憋气，脸色发青时是不能推拿的。（注：假如小孩子大哭憋气五秒钟以上不回气。马上把孩子转过身朝向妈妈，让妈妈在两腋下轻轻一举，孩子就会哭出来了。）

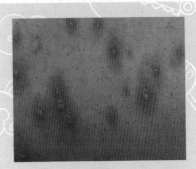

水痘（图1-1）

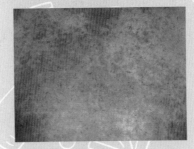

猩红热(1-2)

二、危症、重症的判断

（1）小儿在生病时任何意识障碍包括唤醒困难都提示有严重疾病，不宜推拿！

（2）抽搐几乎都是有危重病因的，不能控制的抽搐都有死亡的风险，不宜推拿！

（3）有惊厥史的高烧，服用退烧药前不宜推拿。

（4）39℃以上的高热症不宜推拿。

三、小儿推拿禁忌证

推拿前了解小儿疾病的变化过程，全面判断病情。对推拿过程中可能会出现的问题，以及与推拿治疗相关的问题，都要做到心中有数。

有下列问题出现时不宜推拿：

（1）急性传染病和急性感染性疾病，如骨髓炎、丹毒，水痘（如图1-1）、猩红热（如图1-2）、肾炎、病毒性肝炎等。

（2）有出血倾向疾病，出血性疾病正

在出血的部位。如血小板减少性紫癜、白血病、过敏性紫癜等及正在出血的部位。应该禁用推拿手法，手法刺激后可导致再出血或加重出血。

（3）烧烫伤、擦伤、撕裂伤等所致皮肤破损处、皮肤局部炎症。

（4）骨和关节的化脓性炎变，骨折早期（判断方法）和未经确诊之肢体活动无力、受限的。

（5）免疫缺陷系统疾病（艾滋病、红斑狼疮等）。

（6）有器质性心、肺、肝、肾等脏器问题，患儿危重或极度虚弱的。

（7）密切观察：有无吸气性喘鸣，有无严重的黄疸、移动性浊音，有无反复呕吐、腹痛腹硬拒按。

（8）感染性疾病会引起局部病的病原体向周边组织扩散、加重病理状态下的组织损伤同时传染给施术者。

（9）突发烦躁，惊叫、肌肉震颤昏迷！

（10）腹泻脱水不能进行推拿。脱水的表现为皮肤干燥、眼睛凹陷、嘴唇干裂、疲乏无力。

（11）有严重症状而诊断不明确者，有心脏手术史的也要高度警惕。

四、其他涉及执业范围的相关责任问题

（1）禁止进行超过经营范围的任何操作。

（2）小儿推拿属于推拿调理范围，店内禁止存放其他医疗用具。

五、小儿推拿过程中出现的危急问题

（1）推拿过程中注意操作手法，严防医源性意外和危险发生！

（2）晕厥：推拿时发生晕厥,主要可能是小儿过于紧张、体质虚弱、饥饿或低血糖等情况引起的。一旦出现晕厥，应立即停止推拿，平卧于空气流通

处，头部保持低位，经过休息后，一般就会自然恢复。如果晕厥严重，可采取掐人中、拨大筋等方法，促使其苏醒并及时送医院治疗。

（3）推拿时因操作不当有时可导致皮肤破损，此时应做一些外科处理，且避免在破损处操作，防止感染。

（4）若小儿局部皮肤出现青紫现象，可能是由于推拿手法太重或小儿另有疾患，应立即停止推拿，局部进行冷敷，使其逐渐消散。

（5）凡是涉及中枢部位的操作，一律必须轻柔。严禁使用暴力，碾压性腹部按摩方法。严禁同时按摩双侧颈动脉窦及眼球！

六、推拿后留意观察：

（1）推拿后注意观察孩子的意识状态、活跃程度。

（2）推拿后叮嘱包括日常饮食护理建议、居住环境和温度的改善建议。

第四节　小儿推拿介质

推拿时小儿推拿师蘸些油，粉沫或水作用于患儿体表穴位或部位，以润滑皮肤增强手法的疗效。这种液体或粉沫称为推拿介质。使用介质就是通过介质本身所蕴含的特性和能量来加强我们推拿的效果。

一、介质种类与作用

推拿介质一般有水剂、粉剂或其它，临床上常用的推拿介质有以下几种：

（1）爽身粉：有润滑皮肤的作用，建议使用玉米淀粉。

（2）姜水：把生姜捣烂如泥状，放于盒中，蘸其汁使用；姜汁不仅润滑皮肤，还有辛温发散的作用，有助于驱散表寒，多用于风寒诸证。

（3）凉水：清洁凉水。有清凉退热、润滑皮肤的作用。常用于小儿内热症和外感风热发热。

（4）鸡蛋清：将鸡蛋凿一小洞，取其蛋清使用。有润滑皮肤、清热解毒的作用。在民间治疗小儿风热感冒、食积内热时常用的一种介质。

二、推拿介质的选择

按照寒热温凉的原则，选择相应的介质。寒凉证，选用具有温热散寒作用的介质，如姜水等；温热证，选用具有退热作用的介质，如清洁凉水；实热证，选用具有清、泻作用的介质，如蛋清；一些中性介质如小儿爽身粉、玉米淀粉等；一年四季，各种病症均可使用，取其润滑皮肤的作用。

小儿肌肤柔弱，手法操作治疗时，根据病情的不同，选择恰当的推拿介质，对提高疗效是有一定的帮助。小儿推拿师对力量的控制达到了随心所欲的状态时可以不使用介质。

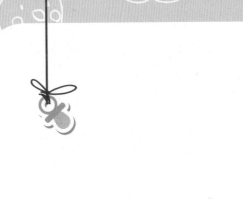
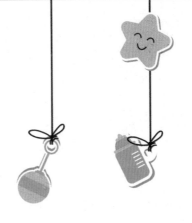

 # 第二章 儿推四诊

中医儿科诊断法主要包括望、闻、问、切四法。由于小儿具有独特的生理病理特点。儿科疾病的表现形式也常与成人有所不同。所以儿科四诊中望诊最为重要。人体是一个有机的整体，人体的皮、肉、经络与脏腑息息相关。以脏腑为中心，通过经络通联内外，因而通过审察外部征象，探求疾病的本质，寻求人体物质能量平衡。

第一节 望诊

望诊是小儿推拿师运用视觉观察患儿的全身和局部症状、舌象及排出物等，以收集病情资料的诊断方法。黄帝内经："望而知之谓之神"在临床推拿中对小儿症状进行准确的判断，望神色可以对疾病的变化趋势进行预测。

一、望神色

望神色是指观察小儿精神状态和面部气色两个方面。神在临床中分为：得神、失神、神气亢奋三种状态。小儿推拿是以调理为主，必然以得神为佳。得神代表孩子的病好治，易趋康复。失神和神气亢奋的孩子，病难治愈。

1. 神

①得神：神态自然、动作灵敏、精神振作、表情活泼、双目有神且转动灵活、面色黄中带红且润泽、呼吸调匀为气血调和健康的表现。虽或有病也多轻浅易愈。多见轻症风寒感冒、风寒咳嗽、风热感冒、风热咳嗽等。

②失神：神态漠然、动作迟缓、眼神呆滞、神疲乏力、面色青黄且暗、嗜睡、少动懒言、呼吸喘鸣为有病且病情较重的表现。多见呕吐腹泻肺炎、喘息性支气管炎、哮喘、百日咳、喉炎等。

③神气亢奋：多动秽语、白晴红赤、神情急躁、呼吸急促、脸色潮红、动作烦乱为有病且病情较重的表现。多见癫痫、抽动、秽语、多动等。

例：两周岁的孩子，来推拿时发现不会走路。这个孩子就属于失神的范畴，就要考虑五迟五软症也就是小儿先天性脑瘫。

失神属于阴盛或阳虚的范畴，阴盛、阳虚代表人偏寒，偏寒从能量和物质来讲。物质高于能量状态。神气亢奋属于阳盛或阴虚的范畴，阳盛、阴虚代表人偏热。偏热代表人的能量状态高于物质状态。故瘦人多火，胖人多湿，湿其实是水的另一种表现形式。

2. 色

健康小儿面色为黄中带红且润泽。小儿面显五色，多表明某脏腑失调，多为久症而非新症。从中医来讲有其内必形诸其外。脏腑功能出现变化，脸色会表现出来，表现出来的色道，反过来证明了脏腑的状态。

您吃进去的所有食物进行归类，产生五种能量。这五种能量我们定义为黄色能量、红色能量、白色能量、青色能量、黑色能量，这些能量要有效地闭藏在人体的脏腑里面。当我们的能量摄入身体后不能进行收敛和储藏。这时能量就会溢于体表。脾虚的时候脸色就会发黄，脸色发黄反过来就说明脾虚。

五色主病

①面呈白色：

　　因气血不荣所致多为寒证、虚证。

　　面白无华、唇舌色淡白为血虚；

　　外感内伤，寒邪袭体也可见面色苍白；

　　若面白肢体浮肿，为阳虚水泛；

　　面色惨白、四肢厥冷为阳气欲脱。

②面呈红色：

　　因气血液充盈所致；分实热与虚热多为热证。

　　面红耳赤、咽痛脉浮为外感风热；

　　面颊红赤、唇红口臭，多为食积化热；

　　手心热、午后颧红多为阴虚内热；

　　下眼睑发红或青紫多为胃有积滞或有胃热。

③面呈黄色：

　　因脾虚湿盛、水谷水湿不化所致。

　　面色萎黄，肌瘦腹胀，多食积或脾疳之证属脾虚失运；

　　面黄而垢多见于暑夏湿盛；

　　发热吐泻为伤暑；

　　面黄发热、舌苔黄腻多为湿温；

　　面目身鲜黄如橘皮色属湿热阳黄；

　　面目身晦黄如烟熏色属寒湿阴黄。

④面呈青色：

　　因气血不畅，经脉阻滞所致；

多为寒证、痛证、瘀证、惊风或胎惊之证。

面黄，环嘴发青的症状，为脾虚肝旺；

面色青白并见乍青乍白、皱眉痛苦，多为里寒腹痛；

面青晦暗、神昏抽搐为惊风或癫痫发作；

面色青灰、两目呆视要注意惊厥先兆；

面青唇紫呼吸急促为肺气闭塞；

面色青灰惨白、呼吸微弱、冷汗肢厥为心阳欲脱之危证；

山根部青筋多为胎惊。

⑤面呈黑色：

因阳气虚衰，气血凝滞所致；多为寒证、痛证、水饮之证。

面色青黑、手足逆冷，多属阴寒；

面唇舌色青紫发黑或兼见腹痛呕吐，应注意食物中毒；

面色青黑惨暗，多属肾气衰绝，病情危重。

二、望小儿的形体与动态

望形体（包括头囟、躯体、四肢）

小儿凡发育正常筋骨强健、肌丰肤润、毛发黑泽、姿态活泼皆是健康的表现。若筋骨软弱，肌瘦形瘘，皮肤干枯，囟门逾期不合，解颅，鸡胸，龟背为病态。

1. 望头部

头方发稀，囟门闭迟，或头大颈细，头发枯黄为先天不足或后天失养多见于脾疳证五迟证；囟门宽大闭迟，颅缝开解，眼珠下垂多为解颅。建议调理脾肾，震按头维，促进囟门闭合。

囟门高隆，多伴抽搐呕逆为风动痰火上攻；

囟门凹陷，眼眶凹陷多为腹泻气虚液脱之脱水；

头面眼睑浮肿多为阳虚水泛；

耳垂腮颊肿胀多为痄腮，湿毒蕴结所致；

耳朵流黄色的脓液或水，多为中耳炎；

耳朵流黄色的脓液，并伴有疼痛，多为内耳道积水，一定要去医院检查防止耳膜穿孔。

宝宝头始终向一侧歪斜视为斜颈，最佳治疗时间出生后2-8个月，小儿肌性斜颈形成的主要原因是胎位不正。

避免小儿肌性斜颈的方法：妈妈怀孕后不要总是一个姿势坐着，怀孕以后适当的活动非常有必要。

小儿头睡歪和小儿肌性斜颈如何进行区分呢？

小儿头睡歪了，是今天左侧歪，明天右侧歪，后天左侧歪。如果是小儿肌性斜颈引起的头歪，始终是朝一个方向歪，包括颈部会出现粘连、钙化。

2. 望胸腹

胸骨突出形如鸡胸者为鸡胸，多属于先天不足、后天失养；

正常吃饭的孩子不太容易得鸡胸；不吃饭、喝奶特别多的孩子往往容易得鸡胸。鸡胸和肋骨外翻是临床中典型的食物或奶制品摄入过多的症状。两周岁后可以通过推拿手法矫正。

肌肉消瘦，肚大青筋均属于脾疳证；

脐部凸隆为脐疝，用脐疝带压下去，快的一周，慢的一个月康复，脐疝会导致孩子注意力不集中。脐部湿疹为脐湿；脐部湿烂红肿为脐疮。

3. 望腰背

脊背弯曲后凸为龟背，多因先天不足，发育不良；

脊柱侧弯多为坐姿不正，肌肉无力。

4. 望四肢

下肢浮肿为水肿；

外伤或跌仆后，某一肢体疼痛肿大为扭伤，若疼痛难忍者应注意骨折；

双脚成内八字为足内翻，外八字为足外翻。

5. 望肌肤

皮肤面目皆黄为黄疸，色鲜艳者为阳黄，色晦暗者为阴黄；小儿有黄疸的情况下，腹部膨大胀满为危症，建议去医院检查肝胆。

黄疸治疗时有两个注意事项：

①黄疸胆红素指标在15mg/dl以内。

②腹部一定不能出现膨大胀满的现象。

皮肤浮肿为水肿；

皮肤干燥为津液耗伤；

肌肤局部的变化情况，如红肿，化脓等，范围大者为痈，范围小者为疖；

漫肿无头深入肌层而皮肤颜色不变着为疽。

6. 望指趾

小儿健康气血充盈，爪甲红润光泽。

指甲苍白无华、质脆软为气血亏虚；

指甲青紫为气滞血瘀或外伤；

小儿的指甲呈片状开裂，证明小儿肝气不舒；

指甲白斑缺少微量元素钙。

7. 望动静

健康小儿身体各部位发育正常、活动自如，无痛苦不适的表现。

①动/静：

多动——多为阳证，热证，实证；少动——多为阴证，寒证，虚证。

②咳喘：

气粗声重，咳而仰首者—多为热证，实证；喘促气短，喘而俯首—多为寒证，虚证。

③抽搐：主肝风内动。

④喜俯卧：多为长期乳食内积或偶尔睡前饮食过多，但也可能只是习惯。

⑤喜蜷卧：多为里寒腹痛。

三、诊苗窍

是指诊察目、鼻、耳、口、舌及前后二阴的变化。苗窍是脏腑的窗口，舌为心之苗，肝开窍于目，肺开窍于鼻孔，脾开窍于口，肾开窍于耳及前后二阴。诊苗窍可知脏腑的变化。

1. 察目

目为肝之窍，五脏六腑之精皆上注于目。目的不同部位分属五脏，通过观察目的五轮的形色变化，可以诊察相应脏腑的病变。

即瞳仁属肾，称为水轮；黑睛属肝，称为风轮；两眦血络属心，称为血轮；白睛属肺，称为气轮；眼睑属脾，称为肉轮（如图2-1）。

望目首先要望双目有神，转动灵活，明亮圆润。无失神、神气亢盛的症状。再观察两目的白睛，瞳仁，眼睑等的变化。

（1）白睛

白睛清澈透亮。

红赤为肺热，肝火旺，外感风热感冒，感染结膜炎（结膜炎春夏天多见），建议外用"托百士"滴眼液3-5天。推拿清肝泻火。

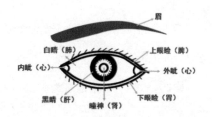

目(2-1)

急性结膜炎，就是睡一觉起来发现孩子的白睛发红满布红色的血络，出现大量的眼屎。单纯的眨眼，要考虑倒睫诱发的慢性结膜炎（如图2-2）。

目赤而痒，有眼屎为肝火旺或新生儿鼻泪管不通（如图2-5）；

睡中露睛者为脾虚；

白睛黄染均为黄疸；

目睛不正多为斜视；

白睛出血为热伤血络；

白睛血络贯瞳仁的现象多为用眼过度或肝火犯肺；

白睛蓝斑多为虫积，每年四月份十月份可食用阿苯达唑片（肠虫清）（诱发原因多为常食生冷食物如生菜、生黄瓜，生西红柿等）（如图2-3）。

（2）黑珠

黑珠下落，白睛显露多为脑积水；

瞳仁散大或缩小多为肝肾衰败，正气欲脱；

瞳仁应该黑且透亮，瞳仁越小记忆力越强，瞳仁越大记忆力免疫力越差；

两侧瞳子大小不等或不圆为内闭外脱之候；

黑珠下落，白睛显露多为肾衰水阻常兼解颅；

黑睛白翳为肝肾不足；

白膜遮睛就是黑睛上部或下部被一层白色膜遮住了，这是肝气不舒的现象。

（3）眼睑

眼睑结膜色淡为血虚，常见于小儿贫血，小儿的血红蛋白要求达到110-130g/L之间，如果低于这个范围属于贫血，如果在85g/L以下就属于重度贫血；

眼睑下垂，开合无力为脾虚，睡中露睛，眼睑半开半合亦属脾虚；

眼睑浮肿为脾虚湿盛；

眼结膜苍白为气血不足；

眼结膜红肿赤烂为湿热上攻或肝火上炎；

目畏光泪水汪汪常为麻疹先兆；

眼皮上有一个突出的小肉粒长出来，有痛感，叫睑腺炎（霰粒肿）（如图2-4）；

（4）眼泪

伴发热（一般39度以上，4-6小时反复一次）、耳冷、屁股冷、大便较正常偏稀。血常规检测白细胞、中性粒细胞正常或稍低，单核细胞百分比在10%－16%之间，淋巴细胞稍高，宝宝在4-18个月之间考虑幼儿急疹；

伴流清水样鼻涕，或伴白天鼻塞多为外感风寒；

无其它症状考虑倒睫或哭闹；

肝火旺致迫液外泄；

先天性鼻泪管不通，宝宝出生一周后见眼白发红，有泪，晨起有眼屎，眼难睁开（以攒竹、睛明、鼻通，迎香一条线，施以一指禅按揉法）。

2. 诊鼻

鼻为肺之窍，鼻窍的变化常反映肺系的变化。主要观察鼻塞、鼻涕、鼻子的大

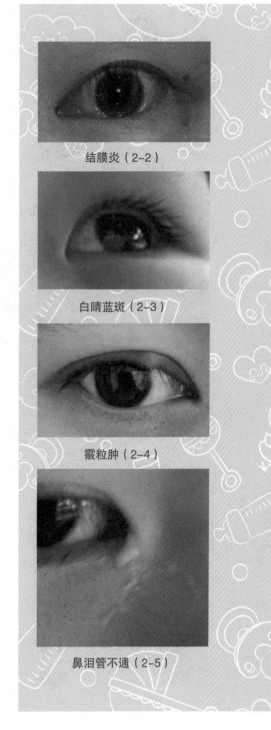

结膜炎（2-2）

白睛蓝斑（2-3）

霰粒肿（2-4）

鼻泪管不通（2-5）

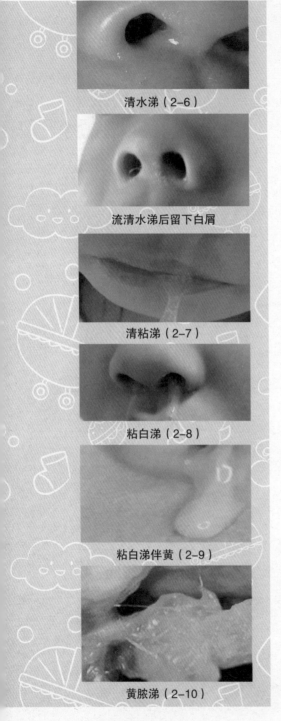

清水涕（2-6）

流清水涕后留下白屑

清粘涕（2-7）

粘白涕（2-8）

粘白涕伴黄（2-9）

黄脓涕（2-10）

小和鼻子颜色。

（1）颜色

鼻的颜色是黄而明润。鼻尖发黄暗谓之脾虚。

（2）鼻涕

清水涕，无论有没有内热症，一定有外感表寒证（如图2-6）；

清粘涕，多见于汗出伤风之证，或内热表寒之证（如图2-7）；

（表寒是指外界有风寒袭表之证，或身体大量出汗导致自身体表热量过度流失引起的自伤寒症）

粘白涕，是风寒束表后形成内热的第一步症状（如图2-8）；

粘白涕伴黄，是风寒锁表后形成内热的第二步症状（如图2-9）；

黄涕是肺热证、肺燥热症、风热感冒证多见；

黄脓涕为鼻渊。属湿热壅肺之症（如图2-10）；

黄绿涕，是积寒生热之证。

3. 鼻塞

①没有鼻涕的情况，晚上鼻塞多为热证，往往是肺热证；

②晚上鼻塞且打呼噜往往是腺样体肥大，也属于湿热症；

③晚上鼻塞、偶尔打呼噜，属于腺样体肥大的前期症状；

④晚上鼻塞，打呼噜和睡觉姿势有关，属于扁桃体肥大；

⑤晚上入睡时鼻塞，睡后渐通，属于风寒袭表之证；

⑥晚上鼻塞，整晚张嘴呼吸，往往多见于鼻甲阻滞或鼻炎之证。这种鼻炎临床中多见于鼻甲肿大；

⑦白天鼻塞，往往见于腺样体肥大和扁桃体肿大的重症或副鼻窦炎；

⑧晨起鼻塞、喷嚏、流清涕多见于过敏性鼻炎。

⑨如果有外感新证、重症感冒，无论白天还是晚上都会鼻塞。

4. 呼出气

鼻呼吸正常的气是温煦的。

当气热时为内热或肺热之证；

气寒往往多见于脏腑虚寒；

气促时多见于喘促，或热盛；

鼻窍干燥或干裂为外感风燥，亦为肺热伤津之证；

鼻孔出血为鼻衄，多属于肺热伤络或脾不摄血致毛细血管破裂；

鼻内生疮、糜烂多为肺火上炎；

鼻翼煽动为肺炎或喘息性支气管炎；

5. 察耳

耳为肾之窍，又为肝胆经所绕故耳窍的变化与肝胆肾的疾病关系密切。健康的小儿耳窍丰厚，颜色红润，乃先天肾气充沛的表现；反之则肾气不足或体质较差，如早产儿的耳窍较薄且紧贴两颊、耳周轮廓不清。

耳内流脓红肿痛为中耳炎（虎耳草取汁，一天三次滴耳）；耳背络脉隐现，耳尖发凉兼身热多泪常为麻疹先兆；若以耳垂为中心漫肿红热，常为痄腮。

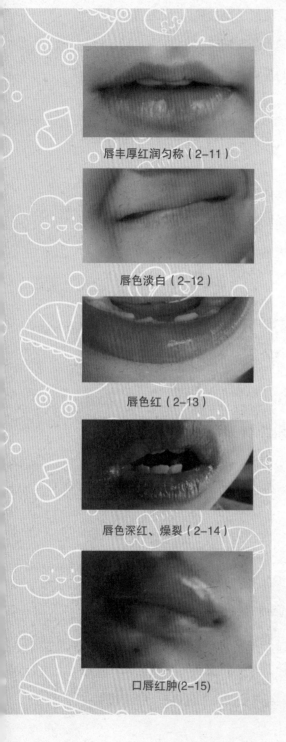

唇丰厚红润匀称（2-11）

唇色淡白（2-12）

唇色红（2-13）

唇色深红、燥裂（2-14）

口唇红肿（2-15）

6. 诊口

包括口唇、齿龈、咽喉等。

（1）口唇

脾开窍于口，其华在唇。又手足阳明经脉环绕口唇，故口唇的变化常说明脾胃的病变。

嘴唇丰厚红润而匀称的，代表先天性脾强（如图2-11）；

嘴唇薄不饱满、凹陷的，代表脾胃功能弱（如图2-12）；

唇色淡白为脾虚血亏或虚寒症（如图2-12）；

唇色红赤为脾胃积热（如图2-13）；

唇色红赤且润为脾热，多因中焦寒食积滞引起；

唇色红赤燥裂为肺脾积热或阴虚内热（如图2-14）；

唇色深红为热盛伤阴；

唇色青紫为气滞血瘀，亦主寒证；

口唇红肿溃烂为脾胃火热上炎（如图2-15）；

口舌生疮或糜烂，亦多脾胃火热上炎或兼心火（如图2-16）；

满口白屑状如雪花为鹅口疮，多为脾

胃湿热上蒸（如图2-17）；

口腔两颊部粘膜有白色小点，周围红晕为麻疹粘膜斑，预示出麻疹；

口角流涎波及两颐称为滞颐；

烂嘴，嘴上起皮是脾阴虚的症状（如图2-18、2-19）；

唇上下边缘有唇线，气滞血瘀之症（如图2-20）。

（2）齿龈

齿为骨之余为肾所主。龈为阳明经脉分布之处，属胃，故齿龈的变化，常反映肾与胃的病变，正常呈粉红色。

牙齿逾期不出或稀疏细小，多为肾气不足；

新生儿牙龈有白色的斑块俗称板牙（如图2-21）；

小儿牙齿发黑，多为含奶含饭或热盛伤阴造成（如图2-22）；

牙齿在生长过程中得不到充分的咀嚼，换牙期容易出现重牙（如图2-23）

齿龈淡白色多为气血虚；

齿龈红肿溃烂多为胃火上冲或脾胃热盛（如图2-24）；

齿龈出血为胃火伤络或脾虚不摄；

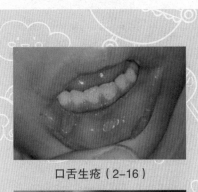

口舌生疮（2-16）

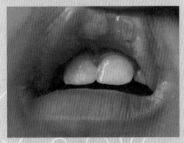

鹅口疮（2-17）

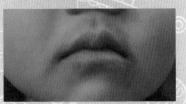

烂嘴（2-18）

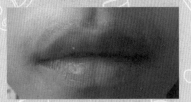

嘴上起皮（2-19）

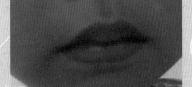

唇线（2-20）

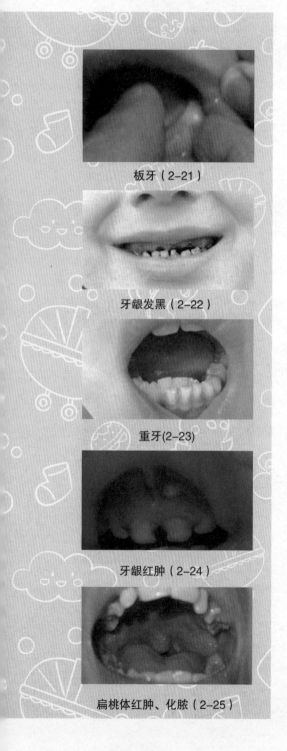

板牙（2-21）

牙龈发黑（2-22）

重牙(2-23)

牙龈红肿（2-24）

扁桃体红肿、化脓（2-25）

齿龈干燥为津液受损多见于热病后期；

牙关紧闭为惊风之证或惊风先兆；

牙龈现白色小斑点多为虫积。

（3）咽喉

咽喉是肺胃之门户，常反映肺胃的病变。咽喉部正常是淡白色微红，腭弓微红。

当腭弓往上整体发红，视为肺胃实热之症；

成点状发红，多为风寒束表郁而化热引发的内热症，或者积滞伤寒食引发的内热症；

咽红、乳蛾(扁桃体)红肿或有脓点多属肺胃热盛；

扁桃体正常为红色或淡红色，扁桃体红肿多为肺胃实热症；

扁桃体化脓为肺胃实热或内热症，也就是西医上的炎症（如图2-25）。

扁桃体占整个咽喉部1/3为一度肿大（如图2-26）；

扁桃体占整个咽喉部1/2为二度肿大（如图2-27）；

扁桃体碰在一起的为三度肿大（如图

2-28），三度肿大以上要调理。

咽喉壁滤泡正常为淡白色、微红。如果滤泡变大、滤泡堆积多为咽喉部炎症，多为反复上呼吸道感染诱发，是肾不纳气、肾气虚、肾阳虚症。

从咽喉腭弓往下，出现白色假性粘膜斑谓之白喉，是一种虚热之症，多采用制霉素片配合治疗，将制霉素片研成末，涂抹在咽喉部。

咽喉部出现大量粘白色痰涎泡沫，代表脾虚湿盛之症。

7. 诊舌

舌为心之苗窍。反映疾病的表里进退和寒热虚实脏腑气血的变化。诊舌包括观察舌象、舌苔、舌体、气血、舌形走向等。

（1）脏腑舌象分布

舌分为上焦、中焦、下焦，

心气通舌在上焦，

脾胃中土位中焦，

肾连舌根居下焦，

舌之左右瞧肝胆。

（2）舌象

舌质淡红色、红色为正常；红绛舌有

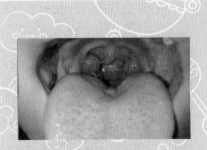

扁桃体一度肿大（2-26）

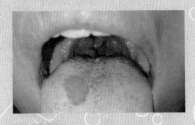

扁桃体二度肿大（2-27）

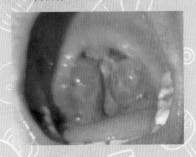

扁桃体三度肿大（2-28）

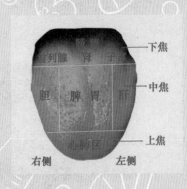

内热、外感风热，伤食积滞或脏腑热盛；舌质由深红、酱红、变为紫红属内热逐步加重。

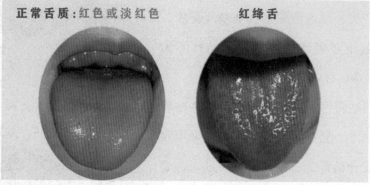

正常舌质：红色或淡红色　　　　红绛舌

淡白舌气血不足，青紫色舌质有瘀滞。

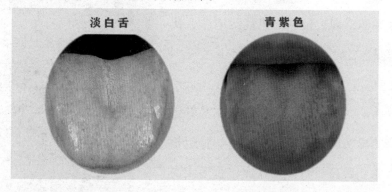

淡白舌　　　　　　青紫色

舌尖为心区，舌尖发红为心火旺，伴有口苦、口干、口舌生疮、烦扰不宁、睡卧不稳、多梦、小便发黄、大便干结、急躁、易怒。

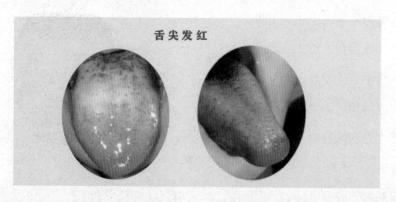

舌尖发红

舌下络脉短而细，舌色偏淡，多属气血不足；舌下络脉粗胀，呈青紫、绛、绛紫、紫黑色，皆为血瘀。

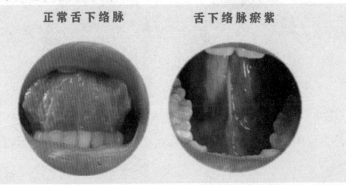

正常舌下络脉　　舌下络脉瘀紫

舌系带过短，影响舌头正常的活动，舌头不能伸出口腔外，易发音吐字不清楚，严重者需要手术治疗。

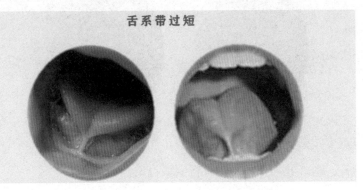

舌系带过短

（3）舌苔

舌苔是胃气上蒸而成，舌苔反映胃中积食和疾病的变化。

正常的舌苔薄白而润；舌苔薄病情轻，主表证；

舌苔厚病情重，主里证；

孩子舌苔厚，表现为积滞、运化不足。

胃气的变化影响舌苔的变化，舌苔厚薄的变化，常反映疾病病邪进退的变化，舌苔由薄变厚，病情由轻变重；

舌苔由厚变薄，病情由重变轻。

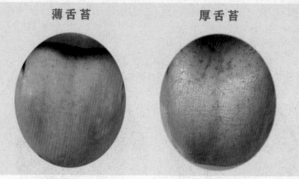

薄舌苔　　　　　　　厚舌苔

花剥苔为胃阴不足。剥在舌苔上为花剥苔，剥在舌质上为地图舌。舌归五脏，苔属六腑。

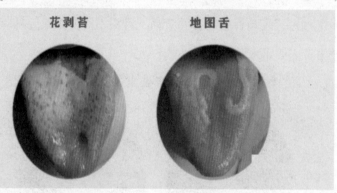

花剥苔　　　　　　　地图舌

镜面舌（光剥苔）为舌苔全部脱落、光洁如镜。

类剥苔，剥落处不光滑，似有新生颗粒。

剥苔而干燥，属胃气阴两伤；

剥苔而湿润、舌质淡白，属脾胃阳气不足。

光剥苔　　　　　　　类剥苔

有根舌苔：无论舌苔厚薄、紧贴舌面，病邪虽盛，但胃气未衰。

无根舌苔：舌苔似浮于舌上，刮之即去，无根舌苔表示胃气不足。

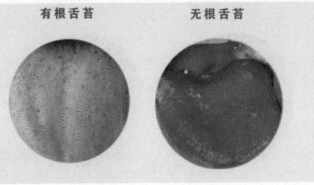

舌苔油腻滑粘为腻苔，多为消化不良或湿盛；舌苔疏松、如豆腐渣为腐苔，有恶臭味多为积滞。

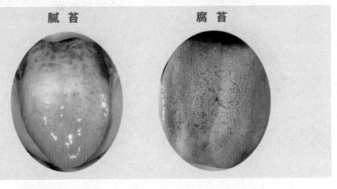

舌苔白而干，多为外感风热；舌苔厚而腻，多为湿浊内停。

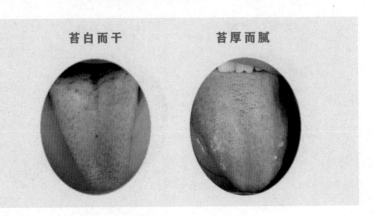

舌苔薄白而滑，多为外感寒湿，津液过剩（阳不足）；

苔白厚而裂，多为燥热伤津，津液不足（阴不足）。

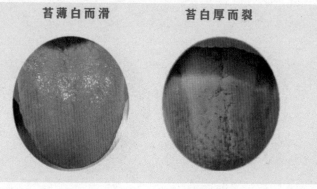

微黄薄苔，多为外感风热；焦黄燥裂，则属极热。

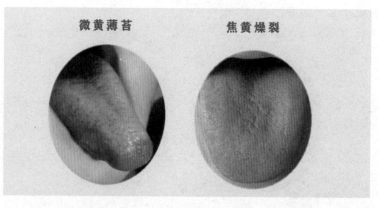

舌苔黄而厚腻，多为脾胃湿热；舌苔黄厚干燥，多为胃热伤津。

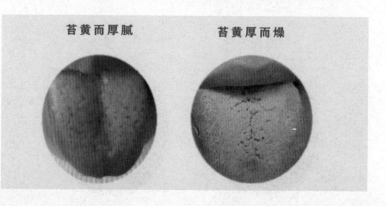

灰苔，主里热，主寒湿。

黑苔，心脾积热。润燥多津为寒，干燥无津为热，黑色舌苔，口水少，是热盛；黑色舌苔口水多，是极寒生热。

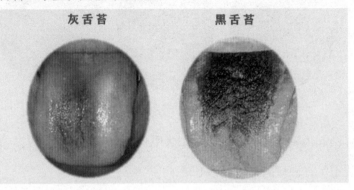

（4）舌体

口腔张开，正常舌体伸出后占口腔1/3左右，活动灵活，左右对称。

舌头伸出来占口腔的2/3以上，为舌体胖大，属脾肾阳虚水湿之症（气阳不足）。

舌头伸出来占口腔的1/5以内，为舌体瘦小，代表阴虚内热。

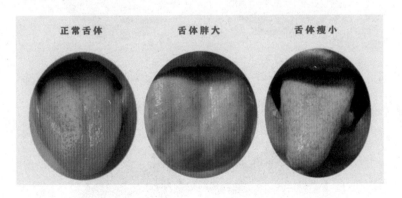

棍状舌、三角舌：易上火，易怒，肝阴不足，肝气郁滞，睡眠不好。

小儿棍状舌、三角舌：易躁动不安、睡卧不稳。

齿印舌：多为脾肾阳虚或有水饮痰湿内阻，寒湿壅盛，容易产生痰粘。

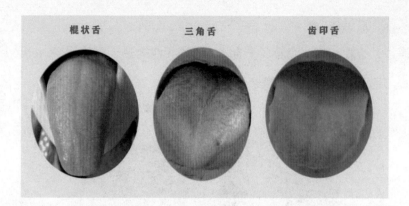

棍状舌　　　　三角舌　　　　齿印舌

舌体凸起为瘀滞，脾胃区凸起，为中焦瘀滞不通，饮食较多、较杂，导致中焦运化不足，胃口差，吸收不好。

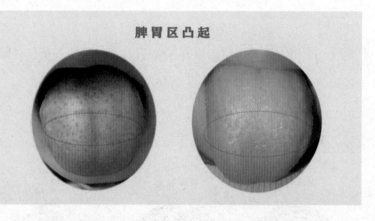

脾胃区凸起

肝胆区凸起，为肝气不舒、肝郁气滞，表现为眼白发红、眼屎多、口苦、易烦躁、易怒，肝气不舒。小儿有此舌象需要更多陪伴。

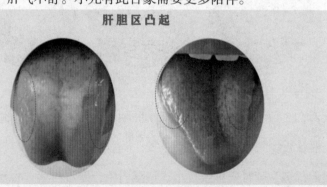

肝胆区凸起

舌尖凸起为上焦瘀堵，心慌、胸闷、鼻塞、失眠、心火旺。

舌尖凸起

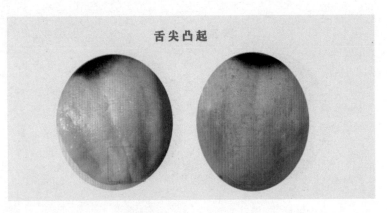

舌后部肾区凸起，属下焦壅塞；小便涩痛、短少、点滴。

舌根凸起

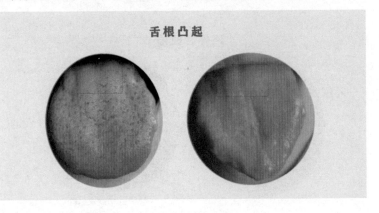

肾区凹陷，为肾气不足。小儿遗尿，容易漏尿，手心有汗，频繁起夜，成人多前列腺炎。

肾区凹陷

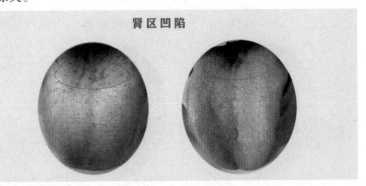

肺区凹陷为肺气不足，易反复感冒、咳嗽，易患鼻炎。

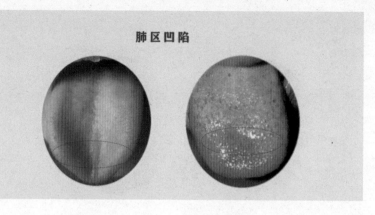

脾胃区凹陷，为脾胃气弱，食欲不振、舌苔白腻，易腹痛、腹胀。

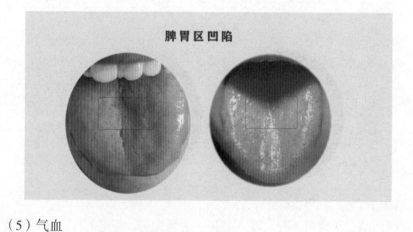

（5）气血

凹陷淡白为气血双虚；高凸鲜红为火热炽盛。

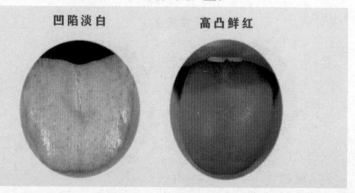

粉红舌为气血充盈；青紫舌为气血瘀滞。

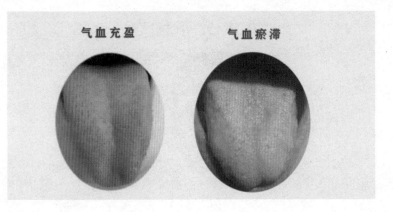

芒刺舌：

舌面软刺增大，多因邪热亢盛所致；

舌尖芒刺多为心火亢盛；

舌边芒刺，多属肝胆火盛；

舌心芒刺，主胃肠热盛。

杨梅舌：

热毒极盛所致。

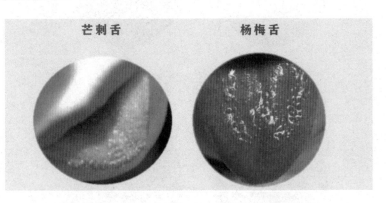

（6）舌象反应脊柱问题

舌尖部：代表颈椎1-7节；舌中部：代表胸椎1-12节；舌后部：代表腰椎

1-5节，舌中线走向代表脊柱的走向。

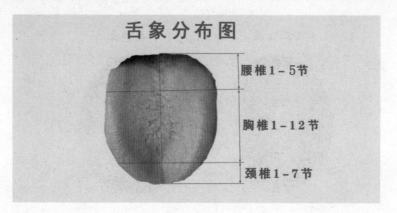

舌象分布图

腰椎1-5节

胸椎1-12节

颈椎1-7节

根据舌中线判断脊柱的走向，尤其是青少年要注意坐姿。胸椎小关节紊乱、错位最常见，主要由坐姿不正确导致，容易压迫胸腔和心脏，易胸闷、心慌。

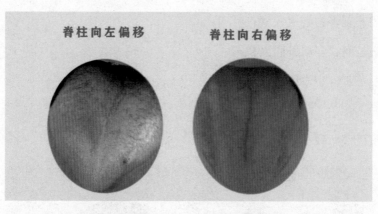

脊柱向左偏移　　脊柱向右偏移

胸椎4、5、6小关节紊乱

（7）舌形走向

心主火，心肺居上焦，其气宜降。肾主水，肾居下焦，其气易升，肝随脾升，胆随胃降。

舌象左扯为肝气不舒，易发怒、口苦；舌象右扯为痰湿阻滞，易痰粘咳嗽、易喘促。

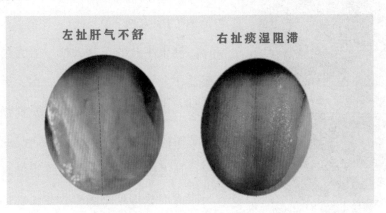

8. 诊二阴

包括生殖器尿道口及谷道（即肛门）。男孩阴囊不松不紧，稍有色素沉着是肾气充沛、健康的表现。

若阴囊松弛，多为体虚或发热之象；

阴囊紧缩为寒，阴囊膨大多为睾丸鞘膜积液；

阴囊因啼哭膨大者为疝气，可考虑艾灸关元、命门、三阴交；带疝气带，重者需要做手术；

女孩前阴红赤而湿多属下焦湿热；

肛门瘙痒潮热应注意蛲虫；

肛门灼热为大肠热盛；

肛门脱出为脱肛，多因气虚下陷；

排便肛门开裂出血为肛裂；

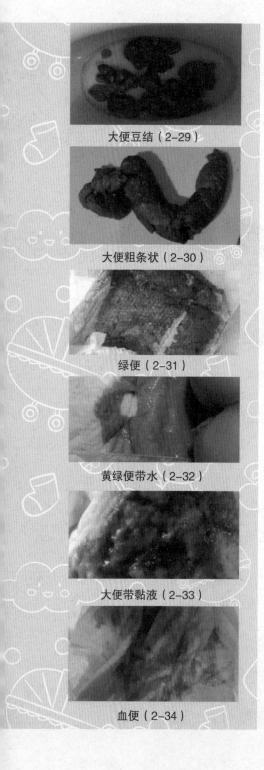

大便豆结（2-29）

大便粗条状（2-30）

绿便（2-31）

黄绿便带水（2-32）

大便带黏液（2-33）

血便（2-34）

肛门及会阴部大片红赤为热盛，腹泻次数过多也能引起肛周红，外阴当定时用外部清洗剂清洗。

9. 诊二便

是指观察大小便的变化。

（1）大便

健康小儿的正常大便一般为色黄而干湿适中，一日三次或三日一次，无水、无豆结、无黏液、无大量奶瓣及食物残渣排便顺畅视为正常。

凡大便燥结或形如羊屎为里热内结或为阴虚内热多见于肠燥热或肺燥热（如图2-29）；

大便泄泻稀薄清冷多水或夹有泡沫为伤寒（如图2-32）；

大便泄泻黄浊臭秽粘腻，有大量黏液为湿热（如图2-33）；

若大便暴注下迫则为大肠热盛；

大便泄泻酸臭夹有白色乳块或食物残渣为伤食；

大便泄泻无味清冷或溏稀，兼见面白肢冷纳呆神倦为脾肾阳虚；

大便粗或呈条状，排便困难、出血，谓之气阴两虚之症（如图2-30）；

大便下利赤白黏液，腹痛，里急后重解之不爽多为痢疾；

腹痛大便多血或果酱样，面白哭闹不安，多见肠套叠（如图：2-34）。

（2）小便

小儿无尿痛、涩痛、血样、褐色、多为清长、淡黄色为正常。

小便黄短涩痛主热为湿热下注；

小便清长，夜尿较多主寒为肾阳不足；

小便浑浊如淘米水为脾虚；

早中晚小便深黄而短为湿热内蕴；

小便深红而少为热伤络脉血尿之证；

小便不利为癃闭；

小便频数每小时3次以上属尿频，多见受惊，亦有脾肾阳虚。

10. 察脐

（1）察脐色

通过观察脐部色泽的变化判断机体内脏的病理变化。一般脐部的色泽改变，多提示内脏寒热的变化。

脐色淡白无光泽：反映气虚、贫血，临床可见气促、纳呆、食少、舌质淡、脉细无力，常与脐下陷、腹凉并见。

脐色红赤：脐色赤，甚至有湿疹，表示内热盛、火毒内蕴，热积腹中，腑气不通，常与口渴面赤、舌质红、便结、心烦等症状并见（如图2-37）。

脐色黑：为肾阳衰微的凶症，临症险恶，常与急促息微、神识昏迷等危象并见。

脐色黄：脐色发黄，并有油性分泌物渗出，发痒，为湿热蕴积脾胃或肝胆湿热之兆，常因感受湿热外邪或过食肥甘，内生湿热所致。

脐色青或青蓝：为内有寒积、水饮或寒邪内伏中焦，常腹皮寒冷。常有

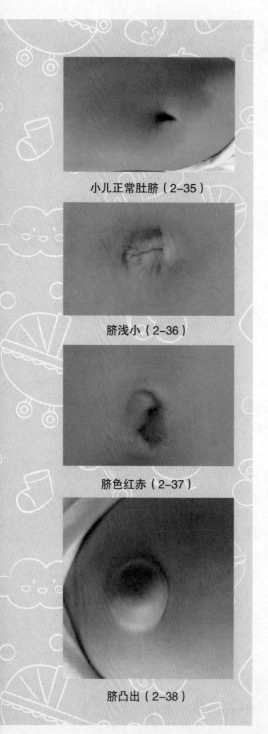

小儿正常肚脐（2-35）

脐浅小（2-36）

脐色红赤（2-37）

脐凸出（2-38）

腹痛隐隐，喜按喜温，肠鸣泄泻，四肢欠温，口淡食少，多涎，小便清长，舌苔白润。

（2）脐形态主病

正常人脐位于人体正中，脐环圆整，轮廓宽余，肌肉厚实，脐深，色泽明润，按之有力，为神气内守，元气充盛，说明身体健康无病。若脐的形态和脐的位置发生改变，则提示人体可能发生疾病。因此，观察脐的变化对诊断疾病有重要意义。

脐形态主病

圆脐：肚脐呈圆形，下半部丰厚圆润。这种肚脐表明五脏六腑都健康精神饱满，精力充沛（如图2-35）。

脐向上开：肚脐向上延长为三角形，多脾胃、胰等消化吸收不佳注意饮食。

脐向下开：表明患有胃炎、便秘等症状。同时多患有慢性肠系膜淋巴结炎。

脐偏右：肚脐偏向右方，易患肝气郁结、胃胀气等症状。

脐偏左：肚脐偏左，肠胃功能较差，容易便秘排便困难。

脐浅小：身体较虚弱，激素分泌多不

正常，可能会生长发育慢易病（如图）。

（3）脐位主病

满月形肚脐：脐如满月般丰满居于腹部正中身体健康。

肚脐眼位置又浅又小：身体虚弱，经常感到乏力易感冒（如图2-36）。

小儿凸出形肚脐：多为脐疝（如图2-38）。

陷凹形肚脐：脐陷于腹，是脾肾虚多见于久泄，元气将脱及暴吐之后。

肚脐下移：为中气不足，多兼见腹壁松弛虚软。证见少气无力，动则息促，腹部坠胀，舌淡苔白等中气下陷证。多提示脱肛、痔疮等。

四、看指纹

儿科独有的一种诊断方法。指纹是指小儿食指桡侧虎口至食指尖的浅表静脉。按部位分为风、气、命三关：

风关——指关节第一节；

气关——指关节第二节；

命关——指关节第三节。

诊察时医生用一手握住患儿食指，对亮光处，用另一手大拇指桡侧轻轻从小儿食指桡侧从指尖推向指根，食指络脉处就会显现出纹路。以观察指纹显露情况。

正常小儿指纹多数为红黄隐隐在风关之内。若发生疾病，指纹的显露则发生变化。主要有浮沉、色泽、位置几个方面。

1. 指纹的浮沉：

浮指纹显露易见；沉指纹潜隐难见。

指纹浮露主表，主外感新证；指纹潜隐主里，为病在里，或内伤诸症。

2. 指纹的色泽：

鲜红而淡者主外感风寒；紫而淡者主外感风热；紫红者主邪热炽盛；紫红而滞者主热瘀血滞；青色为惊风或痛症；色淡为虚。色重为实。

3. 指纹的部位：

指纹现于风关病轻浅易愈；现于气关病转重；现于命关病情更为深重。若直透指甲，称为"透关射甲"病情多危重（如图2-39）。

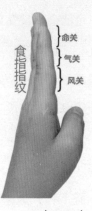

（2-39）

第二节　闻诊

闻诊是指儿推师用听觉和嗅觉来诊察疾病的一种诊断方法，主要包括听声音和嗅气味两个方面。

听声音是根据小儿的啼哭、呼吸、咳嗽及语言等声音的高亢、低微的不同来分辨疾病的寒热虚实。

一、啼哭声

健康小儿啼哭之声洪亮有力，有泪；

哭声尖锐、响亮、持久为心经热盛；

腹痛引起啼哭，声音痛苦忽轻忽重；

若啼哭声痛苦阵作，伴冷汗，呕吐及果酱样或血样大便，须考虑肠套叠；

哭声惊恐，喜偎母怀多是惊吓；

哭闹拒食，伴流涎烦躁，多为口疮,化脓性扁

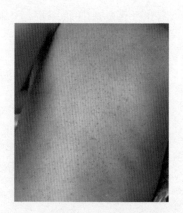

猪毛风（2-40）

桃体炎,疱疹性咽颊炎；

哭声嘶哑，伴吸气不利，多为咽喉肿痛或高声喊叫拉伤声带；

哭声痛苦烦躁，时间五分钟以上，每天重复，声音高亢多见肠绞痛，亦可能是猪毛风（如图2-40）。

二、咳嗽声：

主动咳嗽，咳声清亮，位置在咽喉部，谓之假咳或呛咳，以干咳为主。

以清利咽喉为主，咳声轻短，谓之咽炎；

咳声有回音，似犬吠声，只要有一声就是喉炎；

咳声重浊，痰液稀白，鼻塞流清水涕，为外感风寒；

咳声轻扬，痰液黄稠，鼻流黄涕，为外感风热或亦有肺热；

干咳或咳嗽少痰，咳声高亢，声音嘶哑，痰稠而黏，为外感风燥亦有肺阴虚干咳者；

咳嗽气粗，痰黄伴喘，为痰热壅肺；

咳嗽且喉间痰鸣，为痰湿阻肺；

咳声低而微，面白痰稀少，为肺肾之气不足；

阵咳、脸红、呕吐黏液，西医多为支气管炎，中医多为寒湿或湿热咳嗽；

阵咳、脸红、呕吐黏液、伴随喘促，西医多为喘息性支气管炎，中医多为寒湿或湿热咳嗽重症。

三、呼吸声：

正常小儿呼吸均匀平和，快慢适中，在安静的环境下，听不出呼吸音或者很轻，特别是进入深度睡眠。

宝宝睡眠后，呼吸音粗重多肺热为生病前兆；新生儿时期呼吸略微急促若无病状，亦属正常。呼吸异常多反映肺肾的病变。

鼻翼煽动，呼吸气粗，甚则喘促气急、痰鸣或伴有发热，咳嗽重，听诊有水泡音，哮鸣音多为肺炎或哮喘；

肺部听诊有明显干湿性啰音为支气管炎；

天突穴及两侧有明显起伏，伴听诊有明显干湿性啰音为喘息性支气管炎；

张嘴呼吸、鼻塞、晚上打呼噜考虑腺样体肥大，扁桃体肿大或鼻窦炎。

第三节　问诊

问诊是通过患儿及其家长、亲属、保育人员询问患儿病情的一种诊断方法。

一、问年龄

详细询问患儿实足年龄，两岁以下应问明实足月龄，新生儿应问明出生天数。

疾病与年龄有以下特点：

出生一周内：多见脐风、黄疸、脐湿、脐疮等；

新生儿和乳婴儿：多见鹅口疮、脐突、夜啼、乳白苔等；

六个月以内：惊吓多见；

六个月到一周岁：多见消化不良，乳糖不耐受引起的腹泻；

一周岁到三周岁：多患肺系，脾胃系病症；

三周岁到七周岁：多见慢性咳嗽，咽炎，鼻炎等。

某些传染病也与年龄有关，如：幼儿急疹多发于出生4个月到一周岁半宝宝；水痘、百日咳、白喉等在学龄前期多见。十二岁以后小儿所患疾病基本上接近于成人。

附：年龄分期

新生儿期：出生—28天；婴幼儿期：28天—1岁；幼儿期：1岁—3岁；

幼童期：3岁—7岁；儿童期：7岁—12岁。

二、问病情

询问病症及其发病日期，持续时长，当前症状，近日饮食，所居环境以及病程中的病情变化等。

十问歌："一问寒热二问汗，三问头身四问便，五问饮食六问胸，七聋八渴俱当辨，九问旧病十问因，再兼推拿参机变"。

1. 问寒热

小儿发热可通过体温计测量或通过触诊得知。年龄较大的儿童可直接问出寒热的内容，主要包括寒热的轻重，发病的日期、持续的时间以及有无汗出。

发热有汗为外感风热或实热证；

寒热往来为邪郁少阳（半表半里）；

但热不寒为里热、为阳盛；

但寒不热为里寒、为阳虚；

大热大汗兼见烦渴为阳明热盛；

发热持续，热势高，面黄苔厚为湿热蕴滞；

发热汗出即解，舌苔薄者为外感时邪；

发热而汗出不解，或降而复升，苔厚腻者为食滞内伤；

发热不高，早暮热势高张，或有汗或无汗，多为邪实；

午后或夜间发热，低热如潮，多为阴虚久热；

长夏发热，持续不退，秋后自行消退，须考虑夏季热。

2. 问汗

问汗主要询问汗的有无、多少、部位、自汗、盗汗、热汗、冷汗等。

外感风寒，发热无汗；

外感风热，发热有汗；

外感暑湿，发热而汗出不透皮肤黏腻；

外感秋燥，发热而无汗，皮肤干燥；

内伤饮食，食滞发热，则发热有汗，或手足汗出。

自汗指不分寤寐皆自汗出，动则尤甚，多为气阳不足，表卫不固；

盗汗指寐则汗出，寤则汗止，自己全然不觉，多为阴虚血热；

热汗指汗出而热气蒸腾，多为里热熏蒸；

冷汗指汗出湿冷，多为气阳不足。

3. 问头身

询问患儿头身各部位的痛痒不适和活动受限情况。

4. 问胸腹

询问患儿胸腹疼痛胀满等情况。

5. 问睡眠

患儿睡眠的时间，安睡的程度等。

6. 问二便

询问患儿一日内大便小便的数量、次数、颜色，以及排便时的感觉。

7. 问饮食

询问患儿食物和饮水的情况。

8. 问其他

疾病有关的诸方面：与发病有关的可能因素如药物、外界刺激、慢性病史，家族遗传史等。

第三节　切诊

切诊是指通过医生用手对患儿身体某些部位进行触摸的感觉以及患儿的反应，来诊察疾病的一种方法。包括脉诊和按诊两方面。

一、脉诊

三周岁以内小儿"脉无可脉"，脉搏太快太细，不易把脉，哭闹时气血循环变快，并且小儿寸脉部位较小，常把不准脉。脉诊建议三周岁以上的小朋友。

小儿病脉主要有浮、沉、迟、数和有力、无力六种。

轻按即得为浮脉，主表证，如风寒、风热感冒；

深取可得谓之沉脉，沉脉主里证，如呕吐腹泻、痰湿咳嗽；

脉来一息，五次以下为迟脉，主寒证；

脉来一息，七次以上，为数脉，主热证；

脉搏有力，谓之实证；

脉搏无力，谓之虚证。

实证往往是新证，虚证往往是久证。脉滑者谓之湿证。

二、触诊

即儿推师用手触摸和按压患儿的皮肤、头、胸、腹、背、胁、四肢等部位，以诊察病症的一种方法。小儿身体得了某种疾病时，身体会携带这种病的信息，儿推师用手触摸和按压的时候信息就会传导给儿推师。

1. 触头面

包括检查小儿头面的大小以及头囟的闭开情况，头骨的坚硬程度等。

囟陷者：触之软弱，气虚较甚；触之干瘪，阴虚较甚；

囟填者：触之凸起为风火痰热上冲；热盛生风之侯，因此可根据囟门的凸隆的程度来测知疾病的轻重。

2. 触颈腋

主要触摸颈项部及腋下有无结节包块。

3. 触胸腹

检查胸部有无鸡胸，龟背等情况。

4. 触腹部

主要检查有无包块，是否胀满，有无疼痛；

发热，腹部热甚，考虑食积内热；

腹部轻拍砰砰响，摸着软的为脾虚腹胀；

胀满、拒按为食积或胃肠积热；

喜温喜按为虚寒证；

拒按的为实证；

右下腹痛而拒按，按后抬手而痛剧为肠套叠、阑尾炎。

5. 触四肢

检查四肢温凉，肌肉结实与软弱，关节活动，下肢皮肤凹陷等情况；

四肢厥冷属气阳不足或阳气不达；

手足心发热而兼全身发热多为外感发热或实热之证；

四肢肌肉软弱松弛为脾胃虚气血失养；

肌肉萎缩也为脾败，或小儿麻痹后遗症；

肌肉瘫痪多为气阴亏损以致筋脉失养。

6. 触皮肤

检查皮肤温凉汗湿干燥情况。

皮肤汗多为气阳不足；

肤热无汗为热闭于内；

肤热汗出为湿热熏蒸；

皮肤松软、干燥考虑脾虚肝旺；

肌肤干燥多皮屑为吐泻阴伤脱水之证。

7. 触手

手心热盛多为内热证或积滞内热证；

手心热且干代表阴虚内热，这种症状往往伴随慢性扁桃体炎；

手心热且汗多，代表湿热盛；

手凉代表气虚；手冷代表阳虚，往往为脾肾阳虚；

手凉且汗多，代表寒湿盛，脾肺气阳虚；

手冰凉且过手腕，这时马上触诊太阳穴和后背。若发热往往是危重症，马上吃退烧药；

手冰凉且过手肘，是超级危重症，马上送医院；

手掌厚且丰润，身体健康；

手掌瘦小且干枯，属于先天胎禀不足；

手掌面及手指起皮屑，肝肺功能不足，缺乏维生素b-族；

手背部起疹点且有黏液发痒多为湿疹，往往为过敏性体质。

三、辨斑疹

斑和疹是见于皮肤的两种疾病体征。凡形态大小不一，不高出皮面，颜色红紫，压之不褪色的称之为斑。凡形小如粟米，高出皮面，周围或有红晕，压之褪色称之为疹。

一般来说，斑属于血分，为热入血分或气不摄血所致；疹属气分，为风热郁于肺卫发于肌肤，同时扰动营血所致。

斑和疹多见于外感温病和许多传染病的病程之中，是湿热邪毒外透的一种表现，其疹宜松活而不宜紧束，宜散在稀疏而不宜密集成片。

1. 斑

小儿温病发斑可见于流脑，流行性出血热，败血症等疾病中。

斑点稀少而斑色红艳为热毒较轻；

斑点大片而斑色红紫为热毒较重，病多危重；

杂病发斑可见于紫癜等疾病；

斑色淡者为气不摄血，斑色深者为血分热盛，在临床上一般斑色红艳而鲜者为初症，斑色紫暗而晦者为久症。

2. 疹

包括急疹，疱疹，风团等不同。急疹：疹点细小如麻粒，色红，可发于全身主要有麻疹、风疹、幼儿急疹等。

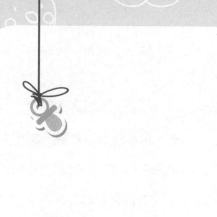
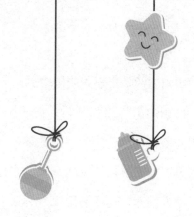

第三章　中医基础

第一节　阴阳学说

阴阳被古代医家引用于医学领域，用以认识和探讨人体的解剖、生理、病理和疾病的诊断、治疗等问题。并被赋予了特定的医学含义，成为中医学理论体系的重要组成部分。

阴阳五行是中国古人认识宇宙事物的一种思维方法。古人认为阴阳是"天地之道也，万物之纲纪，变化之父母，生杀之本始"。阳：活动的、无形的、向外的、向上的、温热的、明亮的、亢进的(日、天、昼、火、男)；阴：沉静的、有形的、向内的、向下的、寒冷的、晦暗的、衰退的（月、地、夜、水、女）。

阴阳学说主要内容：

一、阴阳的对立制约

阴阳对立是指自然界一切事物或现象都存在着相互对立的阴阳两个方面，

如上与下、左与右、天与地、动与静、出与入、升与降、昼与夜、明与暗、寒与热、水与火等。

阴阳制约是指事物阴阳中的一方可抑制和约束与之相对立的另一方。

由于阴阳的相互制约，使阴阳达到统一，维持相对的动态平衡，称之为"阴平阳秘"。若阴阳双方中某一方过于亢盛，则对另一方过度抑制和约束，可致另一方的不足；反之，某一方过于虚弱，对另一方的抑制和约束不足，可致另一方偏亢。这样阴阳双方失去了相对的平衡引起"阴阳失调"，故导致疾病的发生。

二、阴阳的互根互用

阴阳互根是指一切事物或现象中相互对立的阴阳两个方面，总是相互依存的，任何一方都不能脱离另一方面而单独存在。

阴阳互用是指阴阳双方的某一方不断地滋生、促进和作用于另一方。

就人体来说，物质基础和功能活动是相互依存，相互为用的。物质属阴，功能属阳。物质是功能活动的基础和结果，功能是物质运动的表现。两者的互根互用，维持了人体的生命活动。如《素问·阴阳应象大论》说："阴在内，阳之守也；阳在外，阴之使也。"即概括了机体物质与物质之间、功能与功能之间、功能与物质之间的相互为用的关系。在相互为用的双方中，某一方虚弱日久，必导致另一方的不足，继而出现"阴损及阳"或"阳损及阴"的病理变化。阴阳的互根互用是阴阳转化的依据。

三、阴阳的消长平衡

阴阳的消长是指阴阳对立的双方总是处在此长彼消、此消彼长的不断变化之中，而且这种消长变化是绝对的。

以人体的生理功能而言,白天阳盛,故机体的生理功能也以兴奋为主;黑夜阴盛,故机体的生理功能也以抑制为主。子夜一阳生,日中阳气隆,机体的生理功能由抑制逐渐转向兴奋,即是"阴消阳长"的过程;日中至黄昏,阳气渐衰,阴气渐盛,机体的生理功能也从兴奋逐渐转向抑制,即是"阳消阴长"的过程。

阴阳平衡是指阴阳对立的双方在一定的时间、一定的范围或一定的限度内维持着相对稳定的状态。即阴阳平衡状态。阴阳平衡是相对的,当阴阳平衡遭到破坏,则出现阴阳的偏盛或偏衰,对人体来说,也即是病理状态。如《素问·阴阳应象大论》说:"阴胜则阳病,阳胜则阴病。"

阴阳双方,总是处于不断的消长运动之中,保持着此消彼长,此长彼消的动态平衡。就人体来说,各种功能(阳)的产生,必然要消耗一定的营养物质(阴),这是"阴消阳长"的过程;而各种营养物质的产生(阴),又必须消耗一定的能量(阳),这是"阳消阴长"的过程。当这种消长处于相对平衡状态时,人体表现为正常的生理活动。如果这种消长失去平衡,出现阴阳某一方的偏盛偏衰,人体即表现为病理状态。

四、阴阳的相互转化

阴阳转化,是指相互对立的阴阳双方,在一定条件下可各自向其对立面转化。此种转化,一般是指事物或现象总体属性的改变。即属阳者在一定条件下可转变为属阴,属阴者在一定条件下也可转变为属阳。阴阳转化是阴阳双方运动变化的又一基本形式,一般在阴阳的消长变化发展到一定程度时发生。就人体来说,机体内物质与功能的相互转化,生理活动兴奋与抑制的相互转化,以及疾病发展过程中阳证和阴证的转化等,都是阴阳相互转化的具体体现。

五、物质功能分阴阳

（1）脏腑，形体阴阳属性：从整体部位来说，上部为阳，下部为阴；体表属阳，体内属阴。就其腹背四肢内外侧来说，则背为阳，腹为阴；四肢外侧为阳，四肢内侧为阴。以脏腑来分，五脏属里，为阴；六腑属表，为阳。

（2）昼夜阴阳属性：上午属阳中之阳，下午属阳中之阴，前半夜属阴中之阴，后半夜属阴中之阳。

（3）四季阴阳属性：夏天属太阳（阳中之阳），秋天属少阴（阳中之阴），冬天属太阴（阴中之阴），春天属少阳（阴中之阳）。

（4）五脏阴阳属性：心为阳中之阳，肺为阳中之阴，肝为阴中之阳，肾为阴中之阴，脾为阴中之至阴。

第二节　五行学说

一、五行学说的含义

五行包括：五材即是木、火、土、金、水五种物质的统称；五气即是生、长、化、收、藏五种能量变化状态的统称。

五行学说：认为世界上的一切事物，都是由木、火、土、金、水五种基本物质和五种能量的运动变化而生成的。同时，还以五行之间的生、克关系来阐释事物之间的相互联系。认为任何事物都不是孤立的、静止的，而是在不断的相生、相克的运动之中维持着阴阳平衡。

五行能量的特性：

木的特性："木曰曲直"生长、升发、条达。

火的特性："火曰炎上"温煦、火热、升腾。

土的特性："土爰稼穑"生化、承载、受纳。

金的特性："金曰从革"清洁、肃降、收敛。

水的特性："水曰润下"寒凉、滋润、向下。

物质能量属性的五行归类表

自然界								人体						
五行	五气	五季	五色	五化	五味	五方	五音	五脏	五腑	五官	五体	五志	五液	五脉
木	风	春	青	生	酸	东	角	肝	胆	目	筋	怒	泪	弦
火	暑	夏	赤	长	苦	南	徵	心	小肠	舌	脉	喜	汗	洪
土	湿	长夏	黄	化	甘	中	宫	脾	胃	口	肉	思	涎	缓
金	燥	秋	白	收	辛	西	商	肺	大肠	鼻	皮	悲	涕	浮
水	寒	冬	黑	藏	咸	北	羽	肾	膀胱	耳	骨	恐	唾	沉

二、五行的生克乘侮

正常关系：相生、相克；异常关系：相乘、相侮。

1. 五行的生克

五行相生，是指某一事物对另一事物具有促进、助长和滋生的作用。

五行相生的次序是：木→火→土→金→水→木

在五行相生关系中，任何一行都具有"生我"和"我生"两方面的关系。"生我"者为"母"，"我生"者为"子"，所以五行中的相生关系又称为"母子关系"。

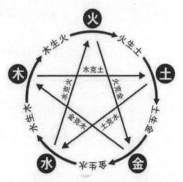

相乘：过克　相侮：反克

五行生克图

五行相克是指某一事物对另一事物的生长和功能具有抑制和制约的作用。

五行相克的次序是：木→土→水→火→金→木。

在五行相克关系中，任何一行都具有"克我"和"我克"两方面的关系。"克我"者为"所不胜"，"我克"者为所胜。所以五行中的相克相生关系又称作"所胜"和"所不胜"的关系。

2. 五行的乘侮

五行相乘，即是以强凌弱的意思。五行中的相乘，是指五行中某"一行"对被克的"一行"克制太过。又称为过克。引起相乘的原因有两个方面：一是五行中的某"一行"本身过于强盛。因而对被克制的"一行"克制太过，促使被克的"一行"虚弱。二是五行中的某"一行"本身虚弱，因而克我"一行"就显得相对变强，其本身就更衰弱。

五行相侮，在这里是指"反侮"。五行中的相侮，是指由于五行中的某"一行"过于强盛，对原来"克我"的"一行"进行反侮。又称反克。例如木本受金克，但在木特别强盛时，不仅不受金的克制，反而对金进行反侮(即反克)，称作"木侮金"，这是发生反侮的一个方面。另一方面，也可由于金本身十分虚弱，不仅不能对木进行克制，反而受到木的反侮，称作"金虚木侮"。

三、五行学说在中医学中的应用

1. 在疾病诊断上的运用

（1）根据本脏所主色、味、脉诊断本脏的病变。如面见青色，喜食酸味，脉见弦象，可以诊断为肝病；面见赤色，口味苦，脉象洪，可以诊断为心火亢盛。

（2）根据脏腑所主之色分析五脏疾病的传变。如脾虚的病人，面见青色，为木来乘土；心脏病人，面见黑色，为水来克火等等。

（3）根据色与脉的生克关系判断疾病的预后。"见其色而不得其脉，反得其相胜之脉，则死矣。得其相生之脉，则疾已矣。"《灵枢·邪气脏腑病形》如肝病色青见弦脉，为色脉相符；如果不得弦脉反见浮脉则属相胜之脉，即克色之脉(金克木)，为逆，预后不良；若得沉脉则属相生之脉，即生色之脉(水生木)，为顺，预后良好。

2. 在疾病治疗上的运用

（1）应用五行相克相生控制疾病的传变

（2）根据相生规律确定治则治法

治则：补母和泻子，即所谓"虚则补其母，实则泻其子"。

治法：滋水涵木法、益火补土法、培土生金法、金水相生法。

滋水涵木法：是滋养肾阴以养肝阴的方法，又称滋肾养肝法、滋补肝肾法。适用于肾阴亏损而肝阴不足，以及肝阳偏亢之证。

益火补土法：是温心阳而补脾阳的一种方法，又称温心健脾法、温补脾心法。适用于心阳不足而致脾阳不振之证。

培土生金法：是通过用补益脾气而达到补益肺气的方法，又称补养脾肺法。适用于脾胃虚弱，不能滋养肺脏而肺虚脾弱之候。

金水相生法：是滋养肺肾阴虚的一种治疗方法，又称补肺滋肾法、滋养肺肾法。金水相生是肺肾同治的方法，有"金能生水，水能润金之妙"（《时病论》）。适用于肺虚不能输布津液以滋肾，或肾阴不足，不能上滋于肺，而致肺肾阴虚者。

3. 根据相克规律确定治则治法

治则：抑强扶弱

治法：抑木扶土法、培土制水法、佐金平木法、泻南补北法

抑木扶土法：是以疏肝健脾治疗肝旺脾虚的一种方法，又称疏肝健脾法、

平肝和胃法。适用于木旺乘土，木不疏土之证。

培土制水法：是健脾利水的方法。适用于脾虚不运，水湿泛滥而致水肿胀满之证。

润金平木法：上滋肺阴清肝火以治疗肝火犯肺。主要用于肺阴不足，肝火犯肺。

泻南补北法：即泻心火滋肾水，滋阴降火法。适用于肾阴不足，心火偏旺，水火不济，心肾不交之证。因心主火，火属南方；肾主水，水属北方，故称泻南补北，这是水不制火。但必须指出，肾为水火之脏，肾阴虚亦能使相火偏旺，也称水不制火。但这种属于一脏本身水火阴阳的偏盛偏衰，不能与五行生克的水不克火相提并论。

第三节　八纲辨证

八纲即阴、阳、表、里、寒、热、虚、实。八纲辨证是将四诊得来的资料，根据人体正气的盛衰，病邪的性质，疾病所在的部位深浅等情况，进行综合分析归纳为阴、阳、表、里、寒、热、虚、实八类证候。

疾病的临床表现是千变万化、错综复杂的。从八纲辨证来看，任何一种病症都可用阴阳确定类别、用寒热阐发性质、用表里反映其病位深浅、用虚实说明邪正盛衰的强弱。八纲是分析疾病共性的辨证方法，是各种辨证的总纲。

在八纲辨证中，阴阳、寒热、表里、虚实八类证候之间的关系，并非是彼此平行的。一般而言，表证、热证、实证隶属于阳证范畴。里证、寒证、虚证统属于阴证范畴。所以，八纲辨证中，阴阳两证又是概括其他六证的总纲。此外，八类证候也不是相互独立，而是彼此错杂，互为交叉，体现出复杂的临床表现。

在一定的条件下，疾病的表里病位和虚实寒热性质往往可以发生不同程度的转化。如表邪入里、里邪出表、寒证化热、热证转寒、由实转虚、因虚致实等。当疾病发展到一定阶段时，还可以出现一些与病变性质相反的假象。如真寒假热、真热假寒、真虚假实、真实假虚等。所以，进行八纲辨证时不仅要熟悉八纲证候的各自特点，同时还应注意它们之间的相互联系。

表里是辨别疾病病位内外和病势深浅的两个纲领。是一对相对的概念。狭义的表里，是指身体的皮毛、肤腠、经络为外；脏腑、骨髓为内。外有病属表，内有病属里。从病势深浅上讲，表证病浅而轻，里证病深而重；表邪入里为病进，里邪出表为病退。表里辨证适用于外感病，可察知病情的轻重深浅及病势趋向。

一、表证

特点：病位浅、病程短、病势轻五官和肺系多见。

症状：头项强痛、恶寒、发热、鼻塞、喷嚏、脉浮。

表热：发热恶风微汗头疼舌红苔薄黄脉浮数咽喉红。

表寒：恶寒重发热无汗舌淡苔薄白而润脉浮紧头身疼咽喉呈点状发红。

成因：六淫（风寒暑湿燥火）。

治则：解表散邪。

治法：汗法温法和法清法。

二、里证

特点：病位深、病程长、病势重。

症状：神疲乏力大便溏稀或干结小便黄少或清长汗多面色无华呆滞。

里寒：脏腑阳气不足，阴寒内生，或寒邪直中脏腑，或寒邪由表传里。形寒肢冷，面色苍白，口淡不渴，喜热饮，小便清长，大便溏稀，舌淡苔白润，脉沉迟等证候。

里热：邪热炽盛的里证。多因温热病邪内传或脏腑积热所致。证见身热汗多，渴喜多饮，心烦口苦，小便黄少或刺痛，舌红苔黄，脉洪数或滑数。

成因：表证不解，内传入里；外邪直接侵入脏腑；表邪未解又添里证；脏腑功能失调

治则：祛邪培元

治法：吐法下法消法补法

三、寒证

寒热是辨别疾病性质的纲领。寒证与热证反映机体阴阳的偏盛与偏衰，阴盛或阳虚表现为寒证；阳盛或阴虚表现为热证。

（1）性质：

①寒为阴邪，易伤阳气：寒邪袭表，卫阳受损出现恶寒。寒邪直中入里伤阳而出现脏腑寒象、身寒肢冷，呕吐清水无味，下利清谷，小便清长，痰涎稀薄等。

②寒性凝滞，不通则痛：寒使机体气血凝滞、运行不畅，因而疼痛。外感寒邪头身疼痛；寒中胃肠则脘腹疼痛；寒犯骨节则骨节痹痛。

③寒性收引，无汗挛缩：寒在皮毛腠理，则毛窍收缩、卫阳郁闭出现恶寒、无汗；寒客血脉则血脉收缩而显紧脉；寒在筋骨、经络，则筋脉拘急关节屈伸不利。

④寒邪由表入里易于化热：寒邪使腠理闭塞，阳不能散，阳气内闭而化热，或邪正相争，阳盛于外；或邪传阳明，入里化热。

（2）特点：

恶寒、畏寒、四肢冰凉；面白、清水涕、口水多、小便清长、大便稀
头痛腹痛、周身酸痛、脉迟、行动迟缓，汗毛孔闭塞。

四、热证

（1）性质：

①热为阳邪，易伤阴血：热邪袭表，阴液受损出现发热。热邪直中入里伤
阴而出现脏腑热盛、身热肢温，面赤唇红，大便干结，小便黄少，痰黄等。

②热性发散，大汗肌软：热在皮毛腠理，则毛窍开启、卫阳发泄出现烦
躁、汗多；热入血脉则血脉扩张而显洪脉；热在筋骨、经络，则筋脉驰软关节
运动无力。

（2）特点：

颧红、面红、舌红、肛门红、目红、口干、咽干红、便干、唇干、脉数、
呼吸急促、小便黄短少。

五、虚实

虚实是辨别邪正盛衰的纲领。虚指正气不足，实指邪气实盛。虚实辨证可
为治疗提供依据，补虚泻实。

实证：外邪侵入人体；脏腑功能失调以致食积、痰饮、水湿、瘀血等病理
产物停留在体内。即人体多了不该多的物质能量。

虚证：外感内伤诸症导致气血津液减少，精气夺则虚。即人体少了不该少
的物质能量。

六、阴阳

阴阳辨证将一切疾病分为阴阳两大类，是八纲辨证的总纲。阴阳两纲可以概括其他六纲，即表、热、实证为阳；里、寒、虚证属阴。

第四节　藏象学说

藏象即藏通"脏"是指藏于体内的内脏；象是指脏腑功能表现于外的生理病理现象；藏象学说通过对人体生理病理现象的观察，研究人体各个脏腑的生理功能，病理变化及其相互关系的学说。按照脏腑的生理功能特点可分为脏、腑、奇恒之腑三类。五脏是心、肺、脾、肝、肾的合称。五脏的生理功能，虽然各有所司。但有其共同点，主要体现于以下两个方面：

一　五脏都与精神活动有关。如《灵枢》说："五脏者，所以藏精神血气魂魄也。"这就是说心、肺、脾、肝、肾五脏都与精神活动有密切关系。这里所说的"精神血气魂魄"即代表着不同的精神活动，并分别归属于五脏。如"心藏神"、"肺藏魄"、"脾藏意"、"肝藏魂"、"肾藏志"等。

二　五脏主藏，以藏精气为主，藏而不泻。在古代脏写作"藏"，含有储藏之意。五脏主藏，即五脏能储藏人体生命活动所必需的各种精微物质，如气、血、精、津等。具体来说，"心藏脉"、"肺藏气"、"脾藏营"、"肝藏血"、"肾藏精"等。

五脏之间的各种生理功能活动，是相互依存、相互协调平衡的。

一、肺生理功能

《素问·灵兰秘典论》曰："肺者，相傅之官，治节出焉"，肺居胸中，在诸脏腑中，肺的解剖位置最高，故称"华盖"。肺叶娇嫩，不耐寒热。易被邪侵，故又称"娇脏"。肺在五行属金，为阳中之阴脏，肺与四时之秋相应。肺藏魄，其华在毛，其充在皮，开窍于鼻，在志为忧，在液为涕。肺的经脉与大肠相连，互为表里关系。

肺的主要功能：主气、司呼吸，主宣发、肃降，通调水道，朝百脉，主治节。

1. 肺主气、司呼吸

（1）肺主呼吸之气：肺有司呼吸的作用，肺是体内外气体交换的场所。通过肺吸入自然界的清气，呼出体内的浊气。

（2）肺主一身之气：宗气是肺所吸入的清气与脾胃运化的水谷精气相结合而成，积于胸中，上出喉咙以司呼吸，疏布全身以养经脉。一个人的宗气关系到语音、呼吸的强弱身体的强壮。全身气血津液的运行也依赖于肺气的输布和调节。"肺朝百脉"是指全身的血液都通过经脉而聚会于肺，通过肺的呼吸，进行气体交换，然后再输送到全身。

2. 肺主宣发和肃降

宣发即宣布和发散，体现于三个方面：一通过肺的交换，排出体内的浊气。二将脾所运化的津液和水谷精微，布散到全身，外达于皮毛。三宣发卫气、调节腠理之开合，将代谢后的津液化为汗液排出体外。肺失宣散，即可出现呼气不利、胸闷、咳喘、鼻塞，喷嚏和无汗等病证。

肃降即是清肃、洁净和下降。主要表现于三个方面：一吸入自然界的清气。二肺吸入的清气和脾转输至肺的津液和水谷精微同时向下布散。三肃清肺和呼吸道内的异物，以保持呼吸道的洁净。肺失于肃降，即可出现呼吸短促、咳痰、咯血等证。肺的宣发和肃降在生理情况下相互依存和相互制约，在病理情况下，则又常常相互影响。

3. 通调水道

水道是水液运行和排泄的道路。肺的通调水道功能，就是肺的宣发和肃降对体内水液的输布、运行和排泄起着疏通和调节的作用。肺气的不断肃降，可以使上焦的水液，通过三焦经肾而下输膀胱，从而保持小便的通利。

4、朝百脉、主治节

朝百脉是全身的血液，都通过经脉而聚于肺，通过肺的呼吸，进行气体交换，然后再输送到全身。主治节是治理和调节，指肺辅助心脏治理调节全身气、血、津液及脏腑生理功能的作用。

二、脾生理功能

《素问·灵兰秘典论》曰："脾胃者，仓廪之官，五味出焉"。脾位于中焦，在膈之下，脾主运化水谷精微，为人身气血生化之源，故被称为"仓廪之官"、"后天之本"。在五行中属土，为阴中之至阴。脾与四时之长夏相应。脾其华在唇，在体合肌肉、主四肢，开窍于口，在液为涎，在志为思。其经脉与胃相连，形成表里关系。

脾具有主运化，主升清，主统血功能。

1. 主运化

运化包括转运输送和消化吸收两个方面。脾的运化功能可分为运化水谷精微和运化水湿两个方面。

（1）运化水谷精微：

饮食的消化吸收是在胃、小肠内进行的。但是必须依赖于脾的运化功能，才能将水谷化为精微。同样，也只有依赖于脾的转输和散精功能，才能把水谷精微运散至全身，以营养全身之组织。

（2）运化水湿：

脾在运化水谷精微的同时，也把水液输送到组织中去，使组织得到水液的充分濡润。但又不致有水湿的潴留。脾主运化功能，是以升清为主，升是脾气的运动特点，以上升为主，故又说："脾气主升"。

2. 主升清

脾的运化功能是以升清为主。所谓的"升"就是指脾气的运动特点，以升为主。"清"是指水谷精微等营养物质。脾主升清就是指水谷精微等营养物质的吸收和上输于心、肺、头目，通过心肺的作用化生气血，以营养全身，故"脾以升为健"。脾主升清还有一个重要的作用就是，使机体内脏不致下垂。

3. 主统血

统是统摄、控制的意思。脾统血是指脾有统摄血液行于脉中，而不溢出脉外的功能。如脾气虚弱，不能摄血，则血液离开脉道而外溢。如长期便血、月经过多、崩漏等症，称为"脾不统血"。

三、心生理功能

《素问·灵兰秘典论》曰："心者，君主之官也，神明出焉"，心位于胸中，膈膜之上，有心包裹护于外。在五行属火，为阳中之阳脏，为五脏六腑之大主，生命之主宰，与四时之夏相通应。心藏神，其华在面，其充在血脉，开窍于舌，在志为喜，在液为汗。心的经脉与小肠相连，互为表里关系。

心外面有一层包膜，为心脏的外围组织，称心包络。其经络与手少阳三焦经相连而成为表里关系。在生理功能方面，心包能通行气血，保护心脏免受伤害。因能代心行令，故又称为"心主"，所以中医学认为邪气伤心时，必首先伤害心包。

生理功能：主血脉主神志。

1. 主血脉：

其华在面脉为血之府，脉是血液运行的通道。血液在脉管中的运行得力于心脏的推动作用，而心脏的正常搏动，主要依赖于心气。心气充沛才能维持正常的心力和心律。血液才能在脉管内周流不息、营养全身，而见面色红润、脉象和缓有力。血液的正常运行，除需心气充沛外，血液充盈和脉道通利也是很重要的基本条件，这三者关系密切。

2. 主神志：

神志一般是指人的精神、意识和思维活动。中医认为人的精神意识思维活动，虽可分属于五脏，但主要归属于心主神明的生理功能。因此古人把心称作"五脏六腑之大主"心主神志的生理功能异常，可出现失眠、多梦、神志不宁、精神萎靡、昏迷等精神意识思维异常的临床表现。

四、肝生理功能

《素问·灵兰秘典论》曰："肝者，将军之官，谋虑出焉"。肝位于腹腔，膈膜之下，右胁之内。在五行属木，为阴中之阳，肝与四时之春相应。肝性喜条达而恶抑郁，体阴用阳，为刚脏，主动主升，被称为"将军之官"。肝主筋，藏魂，其华在爪，开窍于目，在志为怒，在液为泪。其经脉络于胆，与胆相表里。

生理功能：主疏泄主藏血。

1. 主疏泄

疏泄即疏通、发泄、升发的意思。肝性喜条达而恶抑郁。肝主疏泄的功能，主要表现在以下三个方面：

（1）调畅气机，促进脾胃的运化功能：肝失升发容易导致肝气郁结，肝气不舒。肝失疏泄将会影响脾胃的升清降浊功能和影响胆汁的分泌及排泄。

（2）调畅情志：情志活动是心主神明的功能，但亦与肝的疏泄功能密切相关。因为情志活动也依赖于气血的正常运行，肝的疏泄功能具有调畅情志的作用。

2. 主藏血

肝具有贮藏和调节血液的功能。随着不同的生理情况而调节改变血液的分布。当人在休息或睡眠时，各脏器对血液的需要量减少，血液则归藏于肝。当劳动时，血液需要量增加，肝就排出其储藏的血液，以供生命活动的需要。肝藏血功能失常，就会影响机体正常的活动并出现各种病症。

五、肾生理功能

《素问·灵兰秘典论》曰："肾者，作强之官，伎巧出焉"，肾位于腰部，在脊柱两旁，左右各一，故《素问》曰："腰者，肾之府。"由于肾藏先天之精，为脏腑阴阳之本，生命之源，故称肾为"先天之本"。在五行中属水，为阴中之阳。在四时与冬季相应。肾主骨、生髓、通于脑，齿为骨之余，其华在发，开窍于耳及二阴，在液为唾，在志为恐。肾与膀胱通过经脉的相互络属，构成表里关系。

生理功能：藏精，主水、主纳气、主生长发育和生殖。

1. 肾藏精

主生长发育与生殖。肾藏之精：一先天之精，受之于父母。二水谷之精，也叫后天之精，来源于饮食由脾胃所化生。先天之精必须有后天之精的滋养才能得到不断地补充，后天之精也需先天之精的气化，才能继续产生，两者相互依存、相互促进，在肾中密切结合而组成肾中精气。它的主要生理效应是促进机体的生长、发育和逐步具备生殖能力。机体生、长、壮、老、死的规律与肾中精气的盛衰密切相关，而齿、骨、发的生长状况是观察肾中精气盛衰的标志，亦是判断机体生长发育和衰老的标志。

2. 主水

在正常情况下，水液通过胃的受纳、脾的传输、肺的宣降、三焦的决渎、膀胱的开合以及肝的疏泄等作用。清者运行于脏腑，浊者化为汗和尿液排出体外，在此过程中，有赖于肾的气化和温煦作用。

3. 纳气

肾主纳气，是指肾有摄纳肺所吸入的清气，防止呼吸表浅的作用。从而能保证体内外气体的正常交换。人体的呼吸功能，虽为肺所主，但吸入之气必须由肾摄纳，才能使人体的呼吸保持一定的深度。肾的精气充沛，摄纳正常，才能保证呼吸均匀和调。

4. 藏精，主生长发育和生殖

藏精是说肾对精气具有封藏作用。肾所藏的精气包括"先天之精"和"后天之精"。所谓"先天之精"，是指禀受于父母的生殖之精，它与生俱来，是构成胚胎发育的原始物质。并具有生殖、繁衍后代的基本功能。

所谓"后天之精"，则是指维持人体生命活动的营养物质。即是出生之后，来源于摄入的饮水食物。通过脾胃运化功能而生成的水谷之精气。主要分布于五脏六腑而成为脏腑之精气，以发挥其滋养濡润作用。而脏腑之精气经过代谢平衡后所剩余的部分，则亦被输注于肾成为肾精的组成部分。

"先天之精"与"后天之精"的来源虽然不同，但却同藏于肾，而构成精气。精气是构成人体的基本物质，也是人体生长发育及各种功能活动的物质基础。

（1）主生长、发育

人体的生、长、壮、老、死的生命过程，与肾中精气的盛衰密切相关。

（2）主生殖

一方面肾能藏精，肾精是人体胚胎发育的基本物质，是生命起源的物质基础；另一方面，肾精能化生"天癸"。所谓"天癸"乃是一种能够促进、维持生殖机能的物质，由先天之精所化，在后天之精的滋养下成熟。随"天癸"的发生、发展和衰减，人体的生殖器官和生殖机能出现发育、成熟及衰退的同步变化。

从青年期男子出现排精现象，女子月经按时而下，男女性机能初步成熟，并具备一定的生殖能力；到中老年期，生殖能力的逐步丧失，是肾中精气盛衰直接影响人体生殖机能的结果。

六、腑生理功能

六腑，即胆、胃、大肠、小肠、膀胱、三焦的总称。它们共同的生理功能是：将饮水食物腐熟消化，传化糟粕。所以《素问·五脏别论》说："六腑者，传化物而不藏，故实而不能满也"。

1. 胆

《素问·灵兰秘典论》曰："胆者，中精之府"，内藏清净之液，即胆汁。胆居六腑之首，胆与肝相连，附于肝之短叶间；肝和胆又有经脉相互络属，而为表里。胆汁味苦，色黄绿，由肝之精气所化生，汇集于胆，泄于小肠，以助饮水食物消化，是脾胃运化功能得以正常进行的重要条件。

生理功能：贮存和排泄胆汁，主决断。

（1）贮存和排泄胆汁

胆汁的化生和排泄，由肝的疏泄功能控制和调节。若肝的疏泄功能正常，则胆汁排泄畅达，脾胃运化功能也健旺。反之，肝失疏泄，导致胆汁排泄不利，影响脾胃的运化功能。而出现胁下胀满疼痛，食欲减退，腹胀，便溏等症；若胆汁上逆，则可见口苦、呕吐黄绿苦水；胆汁外溢，则可出现黄疸。

（2）主决断

胆与肝为表里，肝气虽强，非胆不断，肝胆相济，勇敢乃成。

2. 胃

《素问·灵兰秘典论》曰："胃者，为仓廪之官水谷皆入于胃。"位于膈下，上接食道，下通小肠。胃的上口为贲门，下口为幽门。故胃之上为食管，胃之下为肠管，胃居二者之中间名为胃管。胃与脾有经脉互相络属，故与脾互为表里。

生理功能：受纳、腐熟水谷、主通降。

（1）主受纳、腐熟水谷

受纳，是接受和容纳的意思。腐熟，是饮水食物经过胃的初步消化，形成食糜。'饮食入口，经过食管，容纳于胃，故称胃为"太仓"、"水谷之海"。机体的生理活动和气血津液的化生，都需要依靠饮水食物的营养，故又称胃为"水谷气血之海"。容纳于胃中的水谷，经过胃的腐熟后，下传于小肠，其精微经脾之运化而营养全身。

所以，胃虽有受纳与腐熟水谷的功能，但必须和脾的运化功能配合，才能使水谷化为精微，以化生气血津液，供养全身。饮食营养和脾胃对饮食水谷的运化功能，对于维持机体的生命活动，至关重要，所以《素问》说："人以水谷为本"，"五脏者，皆禀气于胃；胃者，五脏之本也。"说明胃气之盛衰有无，关系到人体的生命活动及其存亡。

（2）主通降，以降为和

胃为"水谷之海"，饮水食物入胃，经胃的腐熟后，必须下行入小肠，进一步消化吸收，所以说胃主通降，以降为和。由于在藏象学说中，以脾升胃降来概括机体整个消化系统的生理功能。因此，胃的通降作用，还包括小肠将食物残渣下输于大肠，及大肠传化糟粕的功能在内。

胃的通降是降浊，降浊是受纳的前提条件。所以，胃失通降，不仅可以影响食欲，而且因浊气上行而发生口臭、脘腹胀闷或疼痛，以及大便秘结等症状。如《素问·阴阳应象大论》说："浊气在上，则生 䐜 胀。"若胃气不仅失于通降，进而形成胃气上逆，则可出现嗳气酸腐、恶心、呕吐、呃逆等症。

3. 小肠

《素问·灵兰秘典论》曰："小肠者，受盛之官，化物出焉。"小肠，是一个相当长的管道器官，位于腹中，其上口在幽门处与胃之下口相接，其下口在阑门处与大肠之上口相连。小肠与心有经脉互相络属，故与心互为表里。

生理功能：受盛、化物和泌别清浊。

（1）主受盛和化物

受盛，即是接受、以器盛物的意思。化物具有变化、消化、化生的意思。小肠的受盛功能主要体现于两个方面：一说明小肠是接受经胃初步消化之饮水食物的盛器；二指经胃初步消化的饮水食物。在小肠内必须有相当时间的停留，以利于进一步消化和吸收。小肠的化物功能，是将经胃初步消化的饮水食物，进一步进行消化，将水谷化为精微。

（2）泌别清浊

泌，即分泌；别，即分别。小肠的泌别清浊功能，主要体现于三个方面：一将经过小肠消化后的饮水食物，分别为水谷精微和食物残渣两个部分；二将水谷精微吸收，把食物残渣向大肠输送；三小肠在吸收水谷精微的同时，也吸收了大量的水液，故又称"小肠主液"。小肠的泌别清浊功能正常，则二便正常；小肠的泌别清浊异常，则大便变稀薄，而小便短少。也就是说，小肠内的水液量多寡与尿量有关。临床上常用"利小便实大便"的治法。

由此可见，小肠受盛、化物和泌别清浊的功能，在水谷化为精微的过程中是十分重要的，实际上这是脾胃升清降浊功能的具体表现。因此，小肠的功能失调，既可引起浊气在上的腹胀、腹痛、呕吐、便秘等症，又可引起谷气在下的便溏、泄泻等症。

4. 大肠

《素问·灵兰秘典论》曰："大肠者，传导之官，变化出焉"。传导，即接上传下之意。"变化出焉"，即将糟粕化为粪便。大肠居腹中，其上口在阑门处紧接小肠，其下端紧接肛门。大肠与肺有经脉相互络属，互为表里。

生理功能：传化糟粕。

（1）传化糟粕

大肠接受经过小肠泌别清浊后所剩下的食物残渣，再吸收其中多余的水液，形成粪便。经肛门而排出体外，故凡大便闭结，或泄泻，以及痢疾和便血等都从大肠着手。由于大肠的功能是传导糟粕，职司大便，而有通导、润泽、固涩等不同的疗法。

5. 膀胱

《素问·灵兰秘典论》曰："膀胱者，州都之官，津液藏焉，气化则能出矣。"膀胱位于小腹中央，为贮尿的器官。膀胱和肾直接相通，二者又有经脉相互络属，故为表里。

生理功能：贮尿排尿

（1）贮尿和排尿

尿液为津液所化，在肾的气化作用下生成尿液，下输于膀胱。尿液在膀胱内潴留至一定程度时，即可及时自主地排出体外。膀胱的贮尿和排尿功能，全赖于肾的气化功能；所谓膀胱气化，实际上隶属于肾的蒸腾气化。膀胱的病变，主要表现为尿频、尿急、尿痛；或是小便不利，尿有余沥，甚至尿闭；或是遗尿，甚则小便失禁，归根结底，也多与肾的气化功能有关。

6. 三焦

《素问·灵兰秘典论》曰："三焦者，决渎之官，主行水通气。"三焦由上焦、中焦、下焦三部分组成。由于三焦的某些具体概念不够明确又有"有名而无形"之说。三焦的主要生理功能是主持诸气、通行水道。三焦是分布于胸腹腔的一个大腑，在人体脏腑中，唯它最大，故有"孤府"之称。

生理功能：通行元气、通行水液。

（1）通行元气

总司全身的气机和气化三焦是气的升降出入的通道，又是气化的场所，故有主持诸气，总司全身气机和气化的功能。

为水液运行之道路"三焦者，决渎之官，水道出焉。"决，疏通之意，渎，沟渠。决渎，即疏通水道。也就是说，三焦有疏通水道，运行水液的作用，是水液升降出入的通路。全身的水液代谢，是由肺、脾胃和肠、肾和膀胱等许多脏腑的协同作用而完成的，但必须以三焦为通道，才能正常地升降出入。如果三焦的水道不够通利，则肺、脾、肾等输布调节水液的功能也难以实现其应有的生理效应。所以，又把水液代谢的协调平衡作用，称作"三焦气化"。

（2）通行水液

三焦的上述两个方面的功能是相互关联的。这是由于水液的运行全赖于气的升降出入；人体的气是依附于血、津液而存在的。因此气的升降出入的通道，必然是血或津液的通道；津液升降出入的通道，必然是气的通道。

上焦、中焦、下焦的部位划分及其各自的生理功能特点：

●上焦　上焦的部位，横膈以上的胸部，包括心、肺两脏和头面部，称作上焦；上焦是主气的宣发和肃降。

●中焦　中焦的部位，是指膈以下，脐以上的上腹部。中焦包括脾、胃、肝、胆。中焦的生理功能特点，实际上包括脾和胃的整个运化功能，故说中焦是"泌糟粕，蒸津液"，升降之枢，气血生化之源。

●下焦　下焦的部位，将胃以下的部位和脏器，如小肠、大肠、肾和膀胱等，均属于下焦。下焦的生理功能特点，是排泄糟粕和尿液。

五脏与六腑的关系，传统上比较重视互为表里的脏腑关系，"心合小肠"，"肺合大肠"，"肝合胆"，"脾合胃"，"肾合膀胱"。这些脏腑之间，经脉上相互络属，属性上阴阳表里相合，功能上相互配合，病理上相互影响，从而构成"脏腑相合"的关系，故在治疗上相应的就有脏病治腑、腑病治脏以及脏腑同治等方法。然其实际的联系，则更为复杂，可以说，每一脏都和多个腑有关，而每一腑又可能受到多个脏的影响。

第五节　中医八法

八法，是中医中治疗疾病的方法。包括有汗、吐、下、和、温、清、补、消八法。以上八法，根据临床病症的具体情况，可单用、亦可两法或多法互相配合使用，总之以病情需要为原则。因此，临床时会出现消补并用、攻补兼施、汗补并用、和下兼施等多种治法，当随症施药。具体治法是对具体病症施行的具体治疗方法。

在中医治疗原则指导下的八种治疗大法(汗法、吐法、下法、和法、温法、清法、消法、补法)的总称。

中医治法在《素问·阴阳应象大论》中已有论述，汉代张仲景在《伤寒论》中也有关于治法具体运用的阐述。清代程锺龄(即程国彭)在《医学心悟》中，总结前人的经验，根据疾病的阴、阳、表、里、寒、热、虚、实的不同性质，把常用的治疗方法归纳为"八法"。

汗法是通过发汗以祛邪外出，解除表证的治法。吐法是运用具有催吐作用的方药或方法，引起呕吐，排除停留在胃及胸膈之上病邪的治法。下法是泻下大便，逐邪外出的治法。和法是具有和解或调和作用的治法。温法是治疗寒证的治法。清法是具有清解热邪作用的治法。消法是运用消导和散结作用的方药，以治疗气、血、痰、食、水等所结成的病邪使之渐消缓散的治法。补法是能补益人体脏腑气血阴阳不足的治法。八法都具有祛邪扶正，调和阴阳的作用。

八法中的每一基本治法又包含多种治法。如汗法中有辛温发汗法和辛凉发汗法等；补法中既有补阴、补阳、补气、补血、补心、补肾、补肺、补脾、补肝之分，又有平补、滋补之别，更有补母生子之法等。临床上疾病的性质往往是错综复杂的，如表里同病、虚实夹杂等，单独用某一治法不适用于这种复杂的病情。因此，八法常根据病情配合使用。如汗法同补法、下法、消法的并用，下法同补法的并用，清法同补法的并用等。

中医的治法很多，八法只是常用治法的概括，还有许多治法很难归属到八法中去，如固涩法、重镇安神法(见安神定志)、熄风等。

一、汗法

汗法，又称解表法，运用解表发汗的方药或推拿开泄腠理，调和营卫，以达到祛除表邪治疗表证的治法。《素问·阴阳应象大论》说："其在皮者，汗而发之"。即指凡邪气在皮毛肌肤者，皆宜采用汗法，使邪从外解，既可以控制病邪由表入里的转变，又可以达到祛邪治病的目的。所以汗法的适应症为：一切外感表证，某些水肿和疮疡病初起，以及麻疹透发不畅等兼表证者。

临床应用时，根据病邪性质和人体气血阴阳盛衰等的不同，汗法又具体分为辛温解表、辛凉解表、益气解表、助阳解表、滋阴解表等治法。一般说来，辛温解表适用于表寒证，辛凉解表适用于表热证，益气解表适用于气虚者的外感证，助阳解表适用于阳虚者的外感证，滋阴解表适用于阴虚者的外感证。

汗法之用，无论何人，均应以邪去为度，不可发汗太过，宜防伤津耗气。凡表邪已尽，自汗、盗汗、失血、吐泻和热病伤津者均为所忌。

此外，古人也用汗法治疗水肿，使组织中水分从汗腺排泄而去，称为"开鬼门"，如急性肾炎用越婢汤，即能消除水肿。

二、吐法

吐法，又称为催吐法，是运用涌吐方药或推拿以引邪或毒物从口吐出的治疗大法。《素问·阴阳应象大论》云："其高者因而越之"。即指病位在胸膈胃脘之上者，可以用吐法使病邪从口而出。因此，本法主要适应症为：痰积、宿食停留于胸膈胃脘者，或误服毒物尚在胃中者。

临床应用时，根据病邪性质和人体强弱等的差别，吐法又分为寒吐、热吐、缓吐（适用于正虚邪实，不能速吐者）。一般来说，吐法属于急救法之一，使用得当则速效，不当则伤正，即伐胃阴损元气，故宜慎用。

凡病重、失血、老、幼、孕妇、产后以及气血虚弱者皆为所忌。

三、下法

下法，也称泻下法，是运用泻下作用的方药或推拿通过泻下大便，以达到攻逐体内食、痰、血、湿、水等结聚目的的治疗大法。《素问·阴阳应象大论》云："其下者，引而竭之"；"中满者，泻之于内"。就是指此法。即谓病位在中下焦之有形者，可以因势利导，逐引邪气从前后二阴出之。故而本法主要适用于寒、热、燥、湿诸邪与痰浊、宿食、瘀血、积水等内结的里实证。

临床应用时，根据病情缓急，病邪性质和结聚的食积、水湿、痰浊、瘀血等的不同，下法又分为寒下、温下、润下、逐水、攻瘀、涤痰等不同的具体治法，寒下适用于里实热证，温下适用于寒积冷凝证，润下适用于肠道津亏，阴血不足之便秘者，逐水适用于阳水实证，攻瘀适用于蓄血在下证，或干血内结证。

下法之用，一般来说，无论何证，用皆伤人体正气，既可伤阴，又能伤阳，故下之亦以邪去为度，不可过用。

凡病邪在表或半表半里者，年老体弱者，或脾胃虚弱者，以及妇人经期、妊娠期等，皆应慎用或忌用。此外，导泻时排钾较多，故低血钾者慎用，用时须输液补钾。

四、和法

和法，又称和解法，是运用和解疏泄的方法，祛除病邪，调整机体，扶助正气，使表里、上下、脏腑、气血、阴阳和调的治疗大法。本法应用范围颇广，如半表半里之少阳病、肝胃不和、肝脾不调、肠胃不和、气血不调、营卫不和等诸证。

临床上根据病邪性质和病位，以及脏腑功能失调的不同情况，将其又分为和解少阳，疏肝和胃，调和肝脾，调和肠胃等不同治法。和解少阳适用于邪在半表半里的少阳证，疏肝和胃适用于肝胃不和证，调和肝脾适用于肝郁脾虚证或肝脾失调证，调和肠胃适用于胃肠不和，或上热下寒证。

本法应用虽广，但凡邪在肌表而未入少阳半表半里者，或邪正入里而阳明热盛者，均不宜应用本法。

五、温法

温法，又称温里法、祛寒法，是运用温热性质的方药或推拿以达到祛除寒邪和温养阳气目的的治疗大法。《素问·至真要大论》说："寒者热之"，即是指此法。凡寒邪内侵脏腑所致的实寒证，以及阳虚寒从中生之虚寒证（二者皆为里寒证）都属于其适应症。

临床上根据寒邪所在部位的不同，以及人体正气盛衰程度的差异，温法应用时又分为温中祛寒、温化痰饮、回阳救逆等治法。其温中祛寒适用于素体阳虚，寒邪内侵中焦证；温化痰饮适用于痰饮证；回阳救逆用于亡阳欲脱，阴寒内盛证。

由于温法所用药物，性多温燥，易伤损血阴、津液。故凡阴虚、血虚、津液不足，以及血热而出血者皆当忌用。

六、清法

清法，又称清热法，是运用寒凉性质的方药，通过其泻火、解毒、凉血等作用，以解除热邪的治疗大法。《素问·至真要大论》说："热者寒之"即指本法。故本法适应证为：一切里实热证，凡热性病，无论热邪在气、在营、在血，只要表邪已解，进而里热炽盛，又无实结者均可用之。

临床应用时，根据热邪所犯脏腑不同和病情发展的不同阶段，清法又具体分为清热泻火、清热解毒、清热凉血、清热养阴及清解脏腑诸热的不同治法。

清热泻火适用于热在气分，属于实热的证候；清热解毒适用于时疫温病，热毒疮疡诸病；清热凉血适用于热入营血的证候；清热养阴适用于温热病后期之余热未尽，阴液已损证，或阴虚火旺证。

清法虽能治疗热病，但由于所用药物皆多是寒凉者，易损人阳气，尤易伤伐脾胃之阳，故不宜久用。凡脏腑素阳气虚弱，大便溏泄，胃纳不佳者；气虚、血虚发热者；表邪未解，阳气被郁而发热者；以及真寒假热证均为所忌。

七、补法

补法，又称补益法，运用补益作用的方药，通过补养气血、阴阳、以达到扶佐正气，消除虚弱目的的治疗大法。《素问·阴阳应象大论》说："形不足者，温之以气；精不足者，补之以味"。指出了无论形或精，凡不足者皆当以补法施治。故本法之适应症为人体脏腑气血阴阳之诸虚劳损证。

临床上虚证有气、血、阴、阳之别，故补法应用时亦有补气、补血、补阴、补阳以相应。补气，主要适用于气虚所致诸病；补血，主要适用于血虚所致诸病；补阴，主要适用于阴精或津液不足所致诸病；补阳，主要适用于阳虚证，尤其是心、脾、肾阳虚所致诸病。

临床应用此四大补法时，一般常根据脏腑气血阴阳虚损情况之不同，又具体设立许多治法。如补血养心法、补益心脾法、益气健脾法、育阴滋肾法、滋补肝肾法、暖肾补阳法、补火温脾法等。

补能扶正疗虚，但也不能滥用。凡邪气未退，或邪盛正虚者，均宜慎用或禁用，补能敛邪，以免造成"闭门留寇"或"误补益疾"之患。

八、消法

消法，又称为消导法，是运用消食导滞或化瘀破积、软坚散结方药，消除食积、痰凝、血瘀、痞块、积聚等病症的治疗大法。《素问·至真要大论》说："坚者软之"、"坚者削之"、"结者散之"，皆属于本法。故不言而喻，其适应症亦即为气、血、痰、湿、食等所致的积聚、痞块等多种病症。

临床运用时，根据病症的不同，将消法又分为消食导滞、消痞化积、行气消症、化瘀散结、软坚散结等多种治法。

消食导滞主要适用于食滞不化者，消痞化积主要适用于体内痰湿、气血相结合而成痞块者，行气消症主要适用于气结血瘀成症者，化瘀散结主要适用于瘀血内停而成症瘕者，软坚散结主要适用于症瘕肿块坚久不散者。

消法亦是攻邪，治疗实证，其虽不若下法的猛峻，但久用或误用亦能伤正。故凡气、血、阴、阳的诸虚损证，以及脏腑虚弱者皆当慎用或忌用。

确定病症后，紧接着的便是选择治疗方法。治法分发汗、催吐、攻下、和解、清凉、温热、消导和滋补等，简称为汗、吐、下、和、清、温、消、补八法。这八法针对病因、症状和发病的部位，指出了治疗的方向，在临证时灵活运用，还能产生更多的法则。

1. 汗法

以疏散风寒为目的，常用于外邪侵犯肌表，即《内经》所说"在皮者汗而发之"，故亦称解表、解肌、疏解。比如外感初起，恶寒发热，头痛，骨节痛，得汗后便热退身凉，诸症消失。

发汗能祛散外邪，也能劫津耗液，血虚或心脏衰弱以及有溃疡一类的患者，用时谨慎，以免发生痉厥等病变。一般发汗太过，汗出不止，也能引起虚脱的危险。

2. 吐法

常用于咽喉、胸膈痰食堵塞。如喉症中的缠喉症、锁喉症皆为风痰郁火壅塞，胀闭难忍；又如积食停滞，胸膈饱满疼痛，只要上涌倾出，便可松快，故亦称涌吐，也即《内经》所说的"其高者因而越之"。

吐法多用在胃上部有形的实邪，一般多是一吐为快，不需反复使用。某些病人先有呕吐的，不但不可再吐，还要防其伤胃，给予和中方法。其他，凡病体虚弱或新产后，严重的脚气以及四肢厥冷的，均不宜用吐。

3. 下法

一般多指通大便，用来排除肠内宿粪积滞，故也称攻下、泻下，也即《内经》所说的"其下者引而竭之"。

攻下剂分为两类，一种是峻下，用猛烈泻下药，大多用于实热证有津涸阴亡的趋势时，即所谓"急下以存阴"时用之。一种是缓下，又分两类，一类是用较为缓和的泻药，一类是用油润之剂帮助下达。但不论峻下或缓下，都宜于里实证，这是一致的。

使用下法，须考虑病人体质，并要懂得禁忌。大致有表证而没有里证的不可用，病虽在里而不是实证的不可用，病后和产后津液不足而便秘的不可用。

4. 和法

和是和解的意思，病邪在表可汗，在里可下，倘在半表半里既不可汗又不可下，病情又正在发展，就需要一种较为和缓的方法来祛除病邪，故和解法在外感证方面，其主要目的仍在驱邪外出。

5. 清法

凡用清凉剂来治疗温热病症，都称清法，即《内经》所说"热者寒之"的意思。亦称清解法。

温热症候有表热、里热、虚热、实热、气分热、血分热，用清凉剂时必须分辨热的性质及在哪一部分。比如里热中虚证采用甘寒，实证采用苦寒。在气分清气，在血分清血。

清法里包括镇静和解毒，例如肝阳或肝火上扰，头晕头胀，用清肝方剂能熄风镇痛；还有温毒症用清热凉营，具有解毒作用。

6. 温法

常用于寒性病，即《内经》所说"寒者热之"。

寒性病有表寒、里寒等区别，但从温法来说，一般都指里寒，故以温中为主要治法。例如呕吐清水，大便溏薄泄泻，腹痛喜按，手足厥冷，脉象沉伏迟微，均为温法的对象。

温法包括兴奋作用，有些因阳虚而自汗形寒，消化不好，气短声微，肢软体息，小便不禁，性欲衰退等症，都需要温法调养。

7. 消法

主要是消导，用来消除肠胃壅滞，例如食积内阻，脘腹胀满，治以消化导下。其次是消坚，多用于凝结成形的病证，如癥瘕积聚和瘰疬等。再次是消痰。利水亦在消法之内。水湿以走小便为顺，如果水湿内停，小便不利，或走大便而成泄泻，应予利导，使之从小便排出，一般称为利尿，亦叫淡渗。

8. 补法

就是补充体力不足，从而消除一切衰弱证候，故《内经》说"虚者补之"。所用药物大多含有滋养性质，故亦称滋补、补养。

补法在临证上分补气、补血、益精、安神、生津液、填骨髓等，总之，以强壮为目的。

补剂的性质可分三种：

▲温补，用于阳虚证；

▲清补，用于阴虚证；

▲平补，用于一般虚弱证。由于病情的轻重不同，又分为峻补和缓补。

用补法必须照顾脾胃，因补剂大多壅滞难化。脾胃虚弱者一方面不能很好运行药力，另一方面还会影响消化吸收。

见虚不补，势必日久成损，更难医治，然而不需要补而补，也能造成病变，尤其余邪未尽，早用补法，有闭门留寇之弊。

上面介绍了八法的概要，可以看到八法各有其独特的作用，但在使用上不是孤立的，而是互相关联的。所以明白了八法的意义以后，必须进一步懂得法与法之间的联系，综合运用，才能灵活地适应病情变化，发挥更好的疗效。

注：第三章中医基础内容收集整理于网络。

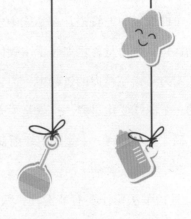

 **第四章 小儿推拿手法**

第一节　概要

一、小儿推拿手法的特点

传承小儿推拿手法有一个要求。在《医宗金鉴·正骨心法要旨》中的一句精辟论述"一旦临证，机触于外，巧生于内，手随心转，法从手出……使患儿不知其苦，方称为手法也。"这一句话道出了，传承小儿推拿手法对儿推师一个总体手法要求，概括起来基本包含以下几个特点：轻快、柔和、均匀、持久，基本手法有"按、摩、掐、揉、推、运、搓、捣"八法。

1. 轻快

婴幼儿脏腑清灵，肌肤柔嫩，气血充盈，气行于体表，用力要轻快，得气即可，不可用力功伐，损伤肌肤。得气是指在轻快的推拿过程中，所感受到的一种微湿、微滑、微热、微涩的感觉。

2. 柔和

是指手法用力要和缓平稳，不用暴力蛮力，用力要有渐变的过程。表现为一个曲线发力的特点。在临床中发力分为刚劲和揉劲，刚劲是指从发力的一开始保持一个力量，例如是十牛顿的力量，那么在整个发力的过程中都是十牛顿；柔力是指在发力的过程中，力量始终是由轻到重，再到轻，再到重，再到轻的一个曲线变化过程。也就是说力量发出去和往回收的时候，有从一牛顿到十牛顿，十牛顿到一牛顿的曲线渐变过程。

3. 均匀

是指手法操作要有节奏性，快慢始终如一，切忌忽快忽慢，用力要轻重得当，每个方位的力量要均匀一致；每一次发力无论是起还是落，无论是出还是收一定要保持力量的均匀性。在临床中腰发力、肩发力、肘发力、腕发力可以比较容易做到均匀发力，但是指发力很难做到均匀发力。在小儿推拿的过程中，建议采用坐桩法。

4. 持久

要求手法着实，轻而不浮，重而不滞，缓而不急，时间长而稳。

小儿脏腑娇嫩，形气未充，肌肤柔软，尤其是新生儿手法更要轻柔，使之手随心转，法从手出，变通自在人心。所以在使用手法的过程中往往需要把轻快、柔和、均匀、持久在一起复合操作。骆如龙在《幼科推拿秘书》中指出：初生轻指点穴，二三用力方凭五七十岁推渐深，医家次第神明。对不同年龄的小儿，手法用力应有所区别。再者，对于各种不同的手法又有它自己的要求，如推法要轻快，频率每分钟约240次，但要轻而不浮，快而着实；摩法则要均匀柔和，做到轻柔不浮，重而不滞；掐法要既快又重；拿法要刚中有柔，刚柔相济；拿法和掐法刺激较强，次数不可太多，通常放在治疗最后操作。推拿就是通过手法操作来防治疾病的，手法的好坏直接影响疗效。只有遵循小儿推拿手法操作的要求，才能达到预期治疗效果。

二、手法练习方法

手法练习包括手法的基本训练和临床实践及交流。现阶段可以反复在人体穴位上相互操作练习，仔细地体会，逐步掌握手法的刺激量、频率和节律，最终熟练掌握各种手法的操作运用，达到"熟能生巧"，巧能生变的程度，使手法灵巧协调，柔中有刚，运用自如。要想做到手随心转，却非一日之功，还需要认真学习和刻苦锻炼，用心体会。

手法练习注意事项：

（1）力量一定源自于大地，也就是说我们在推拿过程中一定要注意脚的方向和位置。临床中发现使用坐桩法端坐时，双脚齐平，自脚底会有大地之气上传至人的身体。感悟这股上传的地气。从而形成自身的力量，通过脚、小腿、大腿、腰、后背、肩、肘、腕、手，从而完成发力。

（2）在手法练习的操作过程中，力线一旦形成，在发力过程中要注意力线的发力点改变。在临床中力线的发力点改变有指发力、腕发力、肘发力和肩发力。要通过不同的发力点改变来感受力量在自己手里面传递的过程。

（3）小儿推拿虽然用右手推比较方便，但实际上如果经常用右手推，就会导致右侧肩膀肌肉过度劳损，很容易导致施术者胸椎的侧弯。传承手法，要求初学者必须左右手同时练习，左右手同时掌握基本功，每一下的按法、摩法、推法等都要求准确掌控。

第二节　小儿传承手法能量特性

小儿推拿是以手法代替针药，通过在患儿体表穴位操作来防病治病的一种外治法。推拿掐揉，性与药同，寒热温凉，取效指掌。小儿推拿的补泻，是由手法刺激的强弱，手法在穴位上操作的方向，手法操作的时间和频率，所选穴位的功效等因素决定的。

一、手法四到

小儿推拿手法是一个系统的做功过程，每一步的操作，每一下推拿手法的发力，都要达到完美控制、精细操作。在对小儿的推摸按揉过程中要做到形与神合，气随意走，方能够达到让小朋友快乐康复的目的。

四到的主要内容：

1. 手到：（包含两方面内容）

（1）儿推师使用规范化的手法：（规范化手法包含在使用特定发力方式和技巧的情况下，要求手法的方向、力量、频率和次数均是正确的）。

例：揉法的力量层次在皮肤之下，骨骼之上，肌肉之中，频率对应在每秒2-5下，次数和方向根据穴位本身的特性来进行定义。

（2）要做到推拿穴位位置的正确性及对穴位推拿方式的正确性。

例：清肺经是从指根推向指尖，而不是从指掌横纹处推向指尖，细小的差别就决定推拿穴位时其位置的正确性，对推拿结果影响很大。推拿穴位方式的正确性。揉二人上马时，二人上马在无名指、小指指掌骨缝后陷中，就要求施术者用大拇指侧指进行顺时针旋揉，而不是平指揉，因为平指揉很难揉到穴位中去。

2. 眼到：

推拿过程中用眼睛不停地校正推拿穴位的正确性和推拿手法的正确性。

例：推清天河水时若不仔细观察、反复校正，就很容易把清天河水这一条直线推成一条弧线，在临床中屡见不鲜切记注意。

3. 心到：

在推拿过程中，施术者应该对每一个穴位的功能、适应症深刻理解。当在使用这个穴位的时候默念这个穴位的功效用法。我们的意识状态，就会对身体下达一个指令，产生对应这个穴位的能量特性。

例：当某人中了伍佰万或伍仟万大奖的时候。他身体物质状态在没有任何改变的情况下，身体变热了。这就是人的意识对身体能量的影响；反之当某人得到了一个糟糕的信息，他手脚和身体可能变得冰凉，此时也是人获得了某个信息，影响了人体能量状态。

在使用穴位的时候，可以产生对应的能量。例：使用推三关的时候，咳喘流清涕的小朋友快速康复。推三关可以有效地改变宝宝受寒的能量特征。心到的意义就是通过思维、意识改变我们人体对应的身体能量特性，从而对宝宝的治疗更加快速有效。

4. 意到：

即儿推师通过手到、眼到、心到三步，形成有效的治疗能量，儿推师通过意识的指挥把能量作用到患儿身上特定部位的过程。手到、眼到、心到熟练后，意到自然可以水到渠成。

例：当电台发出信号的时候，只有找到对应的波段，收音机才能接收到信号。同样在治疗过程中，小朋友流清涕时。当你明确推三关能治疗流清涕的时候，推拿的效果会非常好。也就是说意识所产生的能量里面蕴含有调理流清涕的信息。小朋友的身体接受到这种信息之时，这种能量就可以有效的改变小朋友流清涕。

二、手法的强弱

包括能量的强弱，手法的强弱。在临床应用中发现，在不包含穴位其本身能量特性的情况下。单独论手法强弱的话，凡是力量小、刺激弱、轻快柔和的手法，称之为补法；凡是力量大、刺激强、速度快的手法，谓之泻法。

例如掐法，就是泻法的代表手法。就是力量越大清泻越大的穴位。当力量大、刺激强、速度快的谓之泻法，能矫正人身体上过偏的能量特性，能够给小儿在短时间内获得的一个较强的能量调整。掐法可以达到醒神开窍、止痛、退热的功效，比如掐颤太阳穴就有很好的发汗功效；掐揉二扇门有很好的发汗、退热的功效。

例如揋法，就是补法的代表手法。凡力量小、刺激弱的谓之补法。在临床中，例如风寒感冒、鼻塞不通，用手轻揋患儿囟门穴，孩子就可以通窍止涕，从而达到温解表邪的治疗过程。

不同年龄段的小朋友，泻法和补法也是不一样的。也就是说用同一种力量的手法作用在同一个穴位上。年龄不同的时候，补泻效果是不一样的。临床中在五周岁小朋友身上使用的力量谓之补法的时候，在五个月小朋友身上使用同样的力量可能就是泻法。

三、手法操作方向

小儿推拿特定穴位点、线、面状分布的规律。这些穴位以特定的操作方向决定补泻性质。如分布在手掌的脾经、肝经、心经、肺经，其补泻方向均相同。即向指尖推为泻，向指根推为补，唯肾经与之不同。《小儿推拿学概要》指出：推法中分补（由指尖向指根推）、泻（由指根向指尖推），及平补平泻（来回推，又称清）三种。因其方向不同，故作用亦异。

点、线、面穴位的补泻规律：点状穴顺揉为补，逆揉为泻；面状穴、顺摸腹为泻，逆摸腹为补；线状穴遵从离心为清，向心为补的观点。

有些非特定穴在经络线上，如中脘、三阴交等。它们共同的补泻规律是顺经络走行方向推为补，逆经络走行方向推为泻，来回顺逆方向推属平补平泻。

四、频率和次数

推拿手法在穴位上操作数量的多少，或频率的快慢，是衡量运用手法补或泻有效治疗量的标准之一。在临床推拿过程中，一定要根据临床辨证、小儿年龄大小、体质强壮、疾病的病位、病性、病势，来选择合适的推拿频率和次数，但总的来说频率快的，谓之泻法，频率慢的谓之补法，次数多的谓之补法，次数少的谓之泻法。对年龄大，体质强，病属实证的患儿，手法操作次数多，频率较快；年龄小，体质弱，病属虚证的患儿则相对次数少，频率较慢。徐谦光在《推拿三字经》中提出："大三万，小三千，婴三百，加减良，分岁数，轻得当"。目前，临床上一般认为一岁左右的患儿，使用推、揉、摩、运等较柔和的手法操作，一个穴位推一百次左右。小儿年龄大，体质强，疾病重，主穴要多推些；年龄小，身体弱，配穴要少推些。总之，通过辨证，灵活掌握推拿次数和频率，才能提高临床疗效。

推拿手法的强度、频率、方向和次数，以及穴位本身的功效，是推拿手法作用于穴位，产生补、泻或平补平泻效应的重要因素，必须严格遵守，但又要灵活应用。《幼科推拿秘书》指出："法虽一定不易，变通总在人心，本缓标急重与轻，虚实参乎病症"。恰到好处地施用补泻方法，能获得满意的临床疗效。

五、气的应用坐桩法

什么是气场？气场是由于每个人生活、经历、学识对周围环境的利用形成自我的场能，每个人都有其独特气场。小儿推拿对气场利用往往更为独到。临床发现小儿推拿师的气场与其对中医知识和推拿感悟有关。小儿推拿师身上的能量气场，是如何做到寒、热、温、凉四性的调节呢？

小儿推拿师是如何做到能量场的调节。熟知穴位的特性、功效和在临床中的应用。例：推三关有补气、行气、温阳的特性。在推三关时内心默念，这个穴位温热性质的特性。身体的气场会随之改变，从而产生一种偏热的能量。热能通过推拿作用到孩子身上。从而对孩子寒凉类的疾病产生很好的治疗效果。想把气场变成温热的特性，它就一定会变成温热特性的吗？当然不是，气场寒、热、温、凉四性的调节需要在临床中大量的实践和验证。

如何做到气场的寒、热、温、凉四性的调节？例：买福利彩票，得知中奖这个信息时，人的物质状态并没有改变，既没有吃热的也没有喝凉的，既没有多穿衣服也没有减衣服，周围的空气也没有出现明显的变化，但是，意识形态知道获得大量的金钱，这时身体因为一个思想意识的变化，进而引起身体体温的变化。当得知一个坏消息，有个词汇形容"如坠冰窖"，身体就有一种寒凉性的改变。说明身体的气场可以随着我们的意识，思想，情绪的改变而改变。就为我们用意识来调整气场提供了一个理论依据。

当我们对穴位的特性和功效非常熟知并且不断在临床中验证时；当应用推三关时发现很多小孩子清鼻涕明显地减少；当应用推三关时，小孩子寒喘也明显减轻；当应用推三关时，小朋友因虚寒、表虚自汗出汗减少时。一次次成功，让我们认识到推拿过程中要默念，推三关有温阳，行气，固表的特性。久而久之，身体气场自然而然改变，这就是小儿推拿师气场的调节。

小儿推拿中的手法频率、力量都是固定的也是相对改变的。当寒证相对而言要求温法力量强的时候。推拿的速度相对而言慢一些，力量强一些。以增强其温补的功效。推拿产生的能量，需要把能量传导出去。如何传导出去呢？要有养气和练气的习惯。平时可以站桩，打坐，调整自身能量。

在临床中如何把身体气场的场能发挥最大呢？座桩法。也就是说不同的坐姿，不同的情绪，不同的精神状态的时候，气场也是改变的。谈谈座桩法。坐的椅子或凳子高度要求，当坐下的时候臀部的位置一定比膝眼的位置略微高两厘米左右。两腿自然分开，两脚尖向外。如果疲劳的话，两脚平行或两脚尖轻微内扣，呈内八字。腰，腿部放松，后背部坐直，要求命门穴前顶。稍微含胸，腹放松。两肩胛骨微后移。就好像我们后背挂着两个胳膊。肩部一定要平直，微微后仰，头微微下低，下颌对准丹田方向。两手自然抬起于胸前，手腕部的高度要比手肘部要高，呈一个夹角。推拿的过程就好像是用手炼丹的过程。推拿时力量从脚部发起通过腰，传导到臂膀，再到肘，肘传到腕部，用腕部带动手指头摆动。千万不要用手指头带动腕部，肘部摆动，这是错误的。是脚带腰，腰带肩，肩带肘，肘带腕，腕带动手指头来发力。发力的过程中就能形成均匀，有节奏的推拿。

精神状态放松，保持心情平和，呼吸保持一定的节奏，每次吸气的时候最好要下沉于丹田。坐桩法就能形成，坐桩法形成后我们通过意念调节能量。通过不同手法的要求。比如说推法、拿法、摩法、揉法、运法，通过不同的发力要求。把产生的气场能量传导给孩子，以达到治疗的效果。当心静的时候，你会发现孩子在你推拿过程中慢慢的就不哭了。保持和蔼可亲的微笑，进行一个亲切的沟通，用你的专业的知识、素养给家长讲解。您就会发现，家长由于孩子生病而变得焦虑的心就会放松下来。家长放松时，孩子也就放松。孩子哭闹的现象就会明显减少。反复通过一次次的推拿，孩子好了以后，儿推师和家长孩子之间的气场就更加和谐。甚至有很多小朋友特别喜欢来易和推拿，找邱大大推一推很舒服，不打针不吃药。我们的气场和孩子的气场，家长的气场达到了一种和谐交融的状态。从而完美的融合为一体，融为一体的基本要求是什么呢？就是我们的目的是相同的，让孩子快乐康复，健康成长！

第三节 单式手法

一、推法

[手法释义]

用拇指或食指、中指指面，在穴位上做环形、直线、八字形推动，称为推法。

[力量要求]

不沉、不浮、不滞，力量渗透皮肤之下稍入肌肉2-5毫米，犹如微风拂过麦地。

[操作要点]

推法分为直推法、旋推法、分推法、合推法四种。

1. 直推法：

推拿者用拇指桡侧或指面，或食指、中指指面，在穴位上做单方向或双方向的直线推动，每秒钟操作3-7下。

2. 旋推法：

推拿者用大拇指指面或食指指面在穴位上，做顺时针或逆时针旋转推动，每秒钟操作3-5下。

3. 分推法：

分为一字分推法和八字型分推法。一字分推法，推拿者用两手拇指指面自穴位中点向两侧做一字型分推；八字型分推法多用于腹部操作，沿肋骨下边缘向腹部两侧分推，称为八字型分推法，每秒钟操作1-5下。

4. 合推法：

在临床中用大拇指指面从两侧向穴位合推，经常用的是合手阴阳，每秒钟操作1–5下。

[动作要领]

用坐桩法端坐，力量从腰部发出，经后肩部到肘部，再到腕部，推法的发力点多用于腕部发力和肘部发力。例:清天河水或取天河水，由于穴位较长。所以推拿过程中采用肘部发力时，肘部必须有一个向外推动的动作，否则当肘部定点手指部推动时，无论如何推拿，都会导致清天河水或取天河水等长线穴位，形成弧线，从而导致推拿错误，所以发力时要求全身放松，气沉丹田，动作轻快，平稳着实。

1. 直推法:

用拇指指面直推时，手握空拳，靠腕部带动拇指做主动内收活动发力，外展时放松。用食指、中指指面直推时，食指、中指并拢伸直，其余三指屈曲合拢，靠腕部摆动带动肘部做适当屈伸活动使食指、中指发力。操作时，肩、肘、腕关节放松，动作轻快，着实平稳，节律均匀，直线推动，不可歪斜。

2. 旋推法:

手握空拳,伸直拇指,靠拇指螺纹面做小幅度的旋转推动,如同拇指做摩法,仅在皮肤表面推动,不带动皮下组织,操作时，肩、肘、腕、掌指关节放松，动作协调连贯，均匀柔和，速度较直推法略慢。

3. 分推法:

一字分推法，靠肘关节的屈伸活动，带动拇指和掌着力部分做横向直线分推；八字分推法，靠手腕和拇指掌指关节的内收、外展活动，带动拇指指面着力部分做弧线分推。双手用力要均匀一致，动作柔和协调，节奏轻快平稳。

4. 合推法:

合推法是一字分推法的反向操作，动作要领与其相同。常在手腕横纹处做直线合推，动作幅度较小。

推法常用的穴位有：

① 五经穴（清肺、清肝、清心、补脾、清脾、补肾阴、补肾阳）这些穴位均由大拇指螺纹面进行操作，发力点往往在腕部；

② 清天河水、取天河水、推三关、退六腑、推脊柱、天突推向中脘等长线型穴位。推法时发力点往往在肘部，肘部发力可以使肘部整体进行向外推动，避免一条直线变成弧线；

③ 分推法、合推法常用于手阴阳，分手阴阳和合手阴阳是分推和合推法的典型应用。在临床中推动时，分推和合推一定要注意中点的选择，一旦中点选择不对，会导致分推和合推法失去发力规则，从而导致发力错误。

④ 八字型分推法在临床中多用于分推肩胛骨，能够培补肺气，预防感冒；

⑤ 分推腹阴阳可以降腹气，促进消化吸收，治疗呃逆呕吐；

⑥ 旋推法，尤其是旋推五经穴，通过顺时针旋推补益脏腑气血，逆时针旋推滋补脏腑阴液。

一顺一逆之间自有妙用，推法发力变化多端，临床中务必多练、多想，感受发力点从腰、肩、肘、腕、指部的变化，从而能够熟练应用掌握推法。

二、揉法

[手法释义]

用手掌大鱼际、小鱼际、掌根、大拇指或食指螺纹面吸定于一定部位或穴位上，做顺时针或逆时针方向、轻柔和缓的回旋揉动，称为揉法。

[力量要求]

皮肤之下，骨骼之上，肌肉或筋膜当中，皮不动、肉动。

[操作要点]

　　根据着力部位，分指揉法和掌揉法。指揉法中仅用拇指或中指揉的称单指揉；用食指、中指二指分揉两穴或同揉一处，称二指揉；用食指、中指、无名指三指分揉三穴或同揉一处，称三指揉。掌揉法中用大鱼际揉的称鱼际揉，用掌根、掌心揉的，称掌揉法。

　　1. 指揉法：

　　推拿者以拇指或中指的螺纹面或指端，或食指、中指、无名指指面吸定于穴位或治疗部位上，做轻柔和缓、小幅度、顺时针或逆时针方向的旋转运动，发力带动该处的皮下组织一起揉动。

　　2. 鱼际揉法：

　　推拿者以大鱼际着力于施术部位，稍用力下压，腕部放松，前臂主动运动，通过腕关节带动着力部分在治疗部位上做和缓、小幅度，顺时针或逆时针方向的环旋揉动，使该处的皮下组织一起揉动。

　　3. 掌揉法：

　　推拿者以掌心或掌根着力，吸定在治疗部位上，稍用力下压，腕部放松，以肘关节为支点，前臂做主动运动，带动腕部及着力部分连同前臂做轻柔和缓、小幅度，顺时针或逆时针方向的旋转运动，使该处皮下组织一起揉动。

[动作要领]

　　①手腕放松，以腕关节连同前臂一起做回旋运动。指揉法时腕关节要保持一定的紧张度；掌根揉时腕关节略有背伸，松紧适度。

　　②操作时压力要均匀着实，动作宜轻柔有节律。

　　③操作频率每分钟160~200次。

[手法应用]

　　揉法在临床中应用得较多，其刺激大小适中，手法温和。

①单指揉法适用：板门、外劳宫等穴位；

②双指揉法适用：肺俞、脾俞、胃俞、肾俞等脏腑俞穴；

③三指揉法适用：天枢、神阙同揉；中脘、天枢同揉。

④揉法具备双向调节功能。最典型的揉法是揉足三里，适合临床所有项目的保健使用。小朋友面色萎黄、不思饮食、腹胀腹痛、肌肉消瘦，揉足三里，可以使孩子脾胃康复、身体强壮。

⑤揉法由于其容易操作性和广泛使用性，往往被推拿者和家长误解，认为揉法只要用手指尖进行揉就可以了，其想法是完全错误的，揉法的发力特点在所有的手法里难度和复杂性是很强的。

⑥揉法中的指发力多用于眼周围穴位。例如揉睛明、攒竹、鱼腰、丝竹空、承泣。

⑦手部穴位例如板门、小天心、内劳宫、外劳宫建议使用腕发力，能达到柔和、均匀和连绵的作用。

⑧后背部穴位例如大椎、命门、中脘、膻中，一般建议肘发力。

⑨指、腕、肘发力的不同变化。代表揉法在临床应用中虽然使用相同的揉法。但力量的刺激程度却是不一样的。也就是说根据穴位的耐受度不同，使用揉法时的力量和频率是截然不同的。一次性养成正确的发力方式，把揉法能够真正的做到手随心转，法从手出的境界，每一丝、每一毫的力量都掌控到了然于心。

三、按法

[手法释义]

儿推师用手指或手掌按压于体表的部位或穴位，缓慢柔和向下用力，按而留之不动，称为按法。

[力量要求]

渗透于皮肤之下，由于按揉部位不同，如果是囟门部位按法，建议力量渗透下去1-2毫米，如果是后背部使用按法，建议力量渗透下去2毫米-1厘米，如果腹部使用按法，建议渗透下去5毫米-2厘米。

[操作要点]

按法分为指按法和掌按法，其动作也有所不同。

1. 指按法：

四指并拢或用大拇指螺纹面在施术部位向下按压，分为静按和动按两种，静按是按住不动，动按是一按一松。例如小儿肋骨外翻，属于按法的一种典型按法，用两手在肋骨下边缘按住，向下按压、停留10-30秒，抬起再反复按压，操作一个月到三个月，肋骨外翻或鸡胸就可以康复。

2. 掌按法：

手指伸直，手掌面呈一平面，手心向下，使整个手掌面按压在穴位或部位上，垂直向下柔和发力，使力量进行渗透，建议掌心发热，手掌冰凉者不建议使用按法，按住不动持续发力，孩子要有很舒服的表情，无痛苦感为宜。

[动作要领]

①按法在操作时，要求人整体注意力集中在手掌，小儿脏腑娇嫩、形气未充、皮肤肌肉腠理疏松。所以按压时务必小心，成人力量过大，切记按压过度诱发肌肉或骨骼的损伤。

②按法是包含爱心的一种典型用法。在按压时要求施术者心身一体，聚意念于掌心，缓缓力量渗透，使孩子包围在一种正能量的爱的气场之中。使孩子心神放松，能够真正做到按则病去、按则康复的境界。所以在使用按法时，切记不要看电视、手机等电子产品，全心全意、全力以赴。

①按囟门是按法临床中能量损耗较大，是非常容易导致儿推师疲劳的手法。婴幼儿发热在38.5度以内，您只要用手心按压囟门穴。孩子半小时左右就会出汗，汗出则热退。按法包含了你对孩子的关心、爱心和康复的意念。

②按腹部。现在小儿由于其食物过于丰富、繁多，常导致肠胃功能失调。多饭前腹痛、奔跑腹痛，或者由于压力过大肝气不疏，导致肝犯脾胃从而腹痛。用手温柔、和缓、有力的按压腹部。腹部疼痛就能明显缓解，也适用部分体寒的妈妈，腹部经常冰凉往往伴有痛经的症状。常年用一只热手按压，症状就会明显缓解甚至消失。

四、摩法

[手法释义]

儿推师用手掌或手指，在体表穴位或部位做顺时针或逆时针环形摩动，称摩法。

[力量要求]

摩法的力量从体表至皮下3毫米之间，属于浅表力量的发力方式，皮动，肉不动。

[操作要求]

根据操作部位不同，分指摩法和掌摩法两种，总体动作特点要求是皮动、肉不动。

1. 指摩法：

推拿者指掌自然伸直，食指、中指、无名指和小指并拢，用食指、中指、无名指和小指指面，附着于一定部位或穴位上，前臂主动运动，带动腕关节做顺时针或逆时针方向环形摩动。

2. 掌摩法：

推拿者手掌自然伸直，用掌面着力，附着于一定部位或穴位上，前臂主动运动，带动腕关节做顺时针或逆时针方向环形摩动。

[动作要领]

①摩法在整个发力的过程中，要求速度和缓、均匀、协调。在摩法的操作过程中不要带动深层次的肌肉组织。浅表的末梢神经是非常丰富的。按摩带动能量传递，以达到治疗效果。

②摩法的频率有其特定的特点，比如摩法的频率每秒钟1-3次均可。急摩、缓摩之间自有妙用。临床中把急速、高频率的摩法称之为泻法。缓慢、柔和有力的摩法，称之为补法。但手法的补泻一定要考虑施术部位穴位本身的能量特性再进行定义。

[手法应用]

摩法是小儿常用手法之一。主要用于胸、腹、胁肋部的面状穴，以腹部应用为多。用于治疗消化不良、便秘、腹泻、疳积等疾病。具有和中理气，消食导滞，调理脾胃，调节肠道功能的作用。

五、掐法

[手法释义]

儿推师用拇指或食指、中指、无名指、小指指甲中端或侧端，在小儿穴位或部位上施以重刺，称为掐法。

[力量要求]

掐法的力量要求穿透性较强，力量集中于一点。由于掐的部位不同，力量可以达到皮肤下1-5毫米不等。例如掐人中，力量穿透皮肤下1-3毫米；掐十宣，力量穿透皮肤下5毫米。快，准。

掐法的动作特点要求是快、准、狠。由于其掐的方式不同，又称之为直掐法和旋掐法两种。

1. 直掐法：

施术者拇指、食指、中指 、无名指、小指伸直，于指尖部着力，在小儿穴位或部位上迅速、用力向下掐动。

2. 旋掐法：

临床中一般用大拇指操作，是指对小儿穴位或部位进行掐时，同时带有快速旋转的动作，向下掐动。此法的目的是为了避免在掐法操作时，导致小儿皮肤破裂出血。小儿肌肤柔嫩，掐法稍一不慎，即会破皮出血，而旋掐法则有效的避免了这种问题的出现。

[动作要领]

①拇指与操作穴位垂直。

②指法力量要求，稳准狠，气机快进快出。掐法在临床中，一般是掐3-5次。当症状很重时，比如惊厥，掐住穴位待其清醒、并哭出声音后再松手。

[手法应用]

掐法是强刺激手法之一，适用于头面、手足部穴位。具有定惊醒神，通关开窍作用。此法常用于急症，以指代针。掐人中应用于小儿惊厥、神迷不醒、昏睡。掐法还应用于掐印堂、掐十宣，都具备醒神的功效。在小儿高热、高热不退、掐印堂、掐十宣、掐小天心能够刺激、激活小儿气血，让小儿气血振奋，从而能够对小儿进行治疗。此法有一定的痛苦。所以在临床中，除非特定情况，一般不建议使用，或建议使用旋掐法，减少小儿痛苦，让小儿在快乐中康复。

六、捏法

用大拇指顶住后背部皮肤，食指、中指前按。拇指、食指、中指三指指端捏住皮肤并同时用力提拿，从小儿龟尾穴自下而上捏至大椎穴，双手交替捻动向前提捏皮肤；或食指屈曲，用食指中节桡侧顶住皮肤，大拇指前按，两指同时用力提拿皮肤，由龟尾自下而上捏至大椎，双手大拇指交替向前捻动，此两法均为捏法，也称为捏脊法。

[力量要求]

此手法的力量要求分为两部分：提拿、捏法

①提拿的力量要求把皮肤提起5–15毫米均可，能够让皮肤在施术者手里自然流畅向前捻动即可。

②捏法的力量要求在1–3毫米之间，根据小儿皮肤厚薄不同向前捻动的力量均有所不同。

[操作要点]

捏法在临床中特指为捏脊法，分为大拇指后位捏法和食指桡侧后位捏法两种。

①大拇指后位捏法：患儿俯卧,或由母亲怀抱，后背裸露，施术者双手呈半拳状。用大拇指吸定，并顶住小儿龟尾穴皮肤两侧，沿脊柱正中，同时用食指、中指前按，大拇指、食指、中指同时用力提拿，自下而上，双手交替提拿捻动至大椎穴处止。

②食指桡侧后位捏法：患儿俯卧,或由母亲怀抱，后背裸露，施术者双手握空拳状，施术者食指桡侧屈曲，食指、中指桡侧顶住小儿龟尾穴两侧皮肤，同时大拇指前按，大拇指、食指桡侧用力提捏起皮肤，自下而上双手交替提拿捻动至大椎穴处止。

①提拿和捻揉动作交替灵活，在整个捏脊的过程中，动作保持连贯，务必保证不要提拿或捻揉太快，容易导致皮肤脱落，导致效果打折。

②同时由于小儿大小不同，其腰部皮肤有部分小儿很难捏起，此时在捻揉向前时要动作缓慢，以连贯捻揉向前为其主要要求，而不是快速捏动为主要要求。

③食指挠侧后位捏法，往往有痛感，小儿可能不会太配合。

④在小儿初次捏脊之时。只要动作能够完成即可，没有必要皮肤拿捏太高。同时捏法又有捏三提一的讲究，此法的目的是为了增大小儿在捏脊过程中对脏腑的刺激程度。

⑤在捏提过程中，要时刻观察患儿脸部表情，务必使其保持在一种舒适或安逸的状态。如果太过痛苦，提拿的速度和力量一定要减轻，只有小儿配合的推拿手法才是有意义的手法。如果推拿进行不下去，如何产生推拿的效果。

⑥在整体的动作过程中，不要滑脱；皮肤不可扭转；操作时直线行进不可歪斜；修剪好指甲以防划破皮肤；捻动时以意导气，不可在捻动过程中东张西望、左顾右盼。

[手法应用]

①捏法的临床应用非常广泛，捏法也称为捏脊法。目的在于增强各脏腑其气血功能，调和各脏腑阴阳协调、健脾和胃、促进消化吸收，整体上能够做到提高小儿免疫力的功效。

②捏脊由于其捏法的不同，分为：脊柱捏法、膀胱经捏法。从而能够有效的改善消化不良、腹胀、腹痛、舌苔发厚。小儿常见的脊柱侧弯，此法推荐儿推师广泛使用。

③务必提醒大家：捏脊少捏为补，多捏为泻。临床保健建议每周捏脊3～5

次即可，每次捏脊5-10遍。不建议一次捏脊超过20遍以上，尤其是三岁以内的小儿。俗话说：少则为补，多则为泻，慢则为补，快则为泻。小儿捏脊，适可而止，往往能够起到事半功倍、助阳、消积的功效。捏多即为泻法，容易影响小儿生长发育。

七、运法

[手法释义]

用大拇指或食指、中指螺纹面在小儿穴位或部位上做由此及彼的弧形、半圆形或环形运动。

[力量要求]

在运推时使力量渗透到皮肤下3毫米左右，缓，稳。

[操作要点]

儿推师在操作时，使其大拇指或食指、中指螺纹面在穴位上做由此及彼的运动。儿推师一手握住小儿手掌，使被操作手掌平坦，掌心向上，用另一手的拇指或食指、中指螺纹面在相应穴位上由此往彼，做弧形或环形推动。整体特点表现为：轻快、和缓。

[动作要点]

①运法的方向不同，往往包含不同的意思。举例：运土入水往往具有温阳止泻的功效；运水入土往往具备润肠通便的功效；运土入水和运水入土平调，则阴阳双补，提高小朋友的免疫力。

②运法是一个环形、半圆形或弧形的运动。操作时用腕发力带动手指尖发力，手指螺纹面在整个运法的过程中和手指、手掌形成一个整体，不要进行发力，只需要腕部带动发力即可。

运法在小儿推拿手法中，稍重于摩法，比旋推法幅度大。常用于小儿头面和手部面状、线状穴，也可用于点状穴。具有理气和血，舒筋活络的作用。

运法多用于手掌特定穴，如运水入土、运土入水、运内八卦、运外八卦等。

八、拿法

[手法释义]

用大拇指和食指、中指，或用大拇指与其余四指相对用力，捏住并提拿一定的穴位和部位，进行一提一松地操作，称为拿法。

[力量要求]

拿法渗透性较强，用力往往较重，以其达到一个强刺激的手法，力量建议渗透到肌肉或骨骼层面。柔而刚。

[操作要点]

①在使用拿法的时候采用坐桩法。整体动作特点是力量较大，发力由浅入深，渗透性较强。在使用拿法时，腰部放松，肘腕部发力，使用大拇指和掌骨进行蓄力后用力提拿。

②在提拿时包括拨动或揉的力量。从而形成在提拿中复合弹拨、揉动。做到提拿时对肌肉、筋膜、骨骼的一个放松作用。在提拿时，穴位或部位往往有电麻感。此时务必要观察小儿表情，不可过于疼痛，一松一紧之间，用心掌控。

[动作要领]

①肩、肘、腕放松，虎口紧贴操作的肌肤，腕掌自然蓄力，拇指与其余手指面相对用力提拿，重点用拇指面着力。忌，刚性用力。

②捏提中含有揉动之力。拿法，其实是一种复合手法，由捏、提、揉三种方法组合而成。忌，拿法时指端内扣，伤及皮肤。

③拿法操作用力，要由轻到重，动作要柔和而连贯，刚中有柔。

拿法的力量，拨动经筋。忌，在提拿后不给施术部位进行轻柔按摩放松。

[手法应用]

拿法是刺激性较强的手法,常用于颈项、肩部和四肢穴位。具有疏通经络，解表发汗，止惊定搐，止痛的作用。

①拿肩井对外感风寒感冒。尤其对外感风寒发热症效果极佳，能够起到会通气血、解表散寒的功效。重拿肩井后，孩子往往头部和后背部出现明显发汗的现象，拿肩井为风寒发热症之效穴。

②拿列缺的力量相对较轻，对各种类型的外感表症引起的流涕、头身痛、鼻塞、喷嚏效果明显，尤其是流涕久流不愈，拿列缺效果明显。

③拿捏小儿斜颈，对小儿粘连性的肌肉有很好的放松功效，对钙化的小儿肌性斜颈有很好的舒缓作用，同时通过弹拨，使整个颈部放松。

④拿后承山对治疗小儿睡卧惊跳，小儿惊吓有明显功效。拿捏后请适当的按揉肌肉放松，一松一紧自有妙用。以意带气、以气渗透，能量的温度和气机会给孩子的身体带来改变，没有没有用的手法，只有合适的操作部位和发力技巧，多练方能成功。

九、搓法

[手法释义]

儿推师用双手的掌面相对，夹住一定的部位或穴位，相对用力地做快速揉搓，快擦慢移，同时做由上及下，或由下及上法往返或单项运动，称为搓法。

[力量要求]

搓法的力量要求是皮肤之下1~5毫米，力量着实。

小儿取坐位，儿推师用双手掌面附着在小儿肢体两侧或腋下胁肋处。相对用力夹住施术部位，快速揉搓，同时由上及下缓慢移动，谓之搓摩胁肋。搓摩胁肋是搓法的典型用法，其动作特点整体要求发力快，搓动快，力量强。但力量向里的压迫性反而不高，真正能做到疏肝理气、消积导滞的作用。

[动作要领]

①肩、肘、腕放松，两手自然伸直。操作时，双手用力要对称、柔和、动作要协调连贯，速度要均匀一致。上下往返移动时，搓动要快，移动要慢，做到紧搓慢移。搓法的力量要求，皮肉动，骨不动。

②采用坐桩法进行操作。由肩部发力带动整个小臂及手掌面左右往返运动，整体动作发力连贯，身体节奏均匀摆动。

[手法应用]

搓法是轻快柔和的手法,多用于四肢、胁肋部位。具有调和气血，疏通经络，放松肌肉的作用。如肝气不舒、上、下肢肌肉萎缩，均可用搓法以疏肝理气，通经活络。

十、擦法

[手法释义]

儿推师用手掌面或大、小鱼际着力于小儿体表部位或穴位，做相对快速的直线来回摩擦，称为擦法。根据操作部位不同，分为掌擦法、大鱼际擦法、小鱼际擦法。

[力量要求]

力量渗透到皮肤下1-5毫米，均匀，渗透。

推拿者用手掌面或大、小鱼际置于体表施术部位，腕关节伸直，使前臂与手掌相平，以肘或肩关节为支点，前臂或上臂做主动运动，使手的着力部分在体表做较快速往返直线摩擦移动，使之生热。用全掌着力为掌擦法；用大鱼际着力为大鱼际擦法；用小鱼际着力为小鱼际擦法。

[动作要领]

①操作时，要直线往返，不可歪斜。

②着力部分要紧贴皮肤，但不要僵硬地用力，以免擦破皮肤。

③动作连贯，速度均匀，用力以透热为度，力量深入肌肉。

④擦法操作时儿推师忌憋气，要自然呼吸。忌用肘部擦法、手背部擦法或指尖擦法。

[手法应用]

擦法，是柔和温热的手法，多用于胸腹、腰背及四肢部位。具有温经通络，消肿止痛，健脾和胃，提高局部温度，扩张血管，加速血液和淋巴液循环的作用。其中掌擦法适用于皮肤温度相对较低症状，常用于胸胁和腹部，对腹痛、脾胃虚寒引起的腹痛及消化不良、伤寒背痛、手脚冰凉等，用擦法效果较为明显。擦后可以使皮肤局部温度升高、血管扩张、血液和淋巴液循环加快。尤其用生姜捣汁，用手沾生姜汁擦之效果更为明显。但两周岁以内的婴幼儿往往对生姜过敏，此时可以在生姜汁里兑温开水后擦之，可以说效果立竿见影。

十一、捻法

[手法释义]

儿推师用大拇指、食指捏住小儿治疗部位，做相对往返捻动的动作，称为捻法。

渗透到皮肤下1-2毫米即可，轻巧，连贯。

[操作要点]

捻法犹如捻线，施术者用拇指螺纹面与食指桡侧或螺纹面，捏住小儿治疗部位，做相对的快速捻动，捻动频率为每秒钟3-5下，在捻动时发力不用过大，以连贯、灵活为其主要特征。

[动作要领]

①拇指、食指面相对用力捻动时，揉劲宜多，搓劲宜少。

②动作要灵活轻巧，快速连贯。

③捻动力量要均匀柔和，移动要慢，做到紧捻慢移。

④忌捻动时幅度过大，捻动部位脱落。忌捻动时对施术部位进行拉扯。

[手法应用]

捻法适用于手指、足趾小关节。具有滑利关节，消肿止痛的作用。治疗手、足小关节扭伤引起的肿胀、疼痛。捻法的典型应用是小儿五指节穴位的操作，捻动手指具有明显的安神定惊功效。其次用于小儿大拇指鞘膜炎或小儿手部筋拉伤之症，具有明显的消积止痛、滑利关节之效。

十二、摇法

[手法释义]

儿推师用一手托住关节部，用另一手握住关节远端，做顺时针或逆时针环形或半圆形环转运动，称为摇法。

[手法要求]

轻，使受力部位无任何痛苦感，稳。

[操作要点]

推拿者用一手握住或扶住关节近端的肢体，另一手握住关节远端的肢体，做缓和环形旋转运动。做颈项部被动的环转运动称颈项部摇法，依此有肩关节、腕关节、髋关节、踝关节等部位摇法。

[动作要领]

①操作时儿推师坐桩法，两手相对用力，以远端发力为主，轻柔和缓。

②忌快速大力按揉；忌小儿不配合时强行摇动；忌关节出现疼痛时继续摇动；忌摇动时骨骼出现咔嚓声时继续摇动。要考虑骨骼是否有骨折或骨裂的现象，不可妄动。

③摇法动作要和缓，用力要平稳，两手配合要协调。摇动的方向和幅度要在生理许可范围内进行。

[手法应用]

摇法是被动活动人体各关节的一种手法，具有疏通经络，恢复关节功能的作用。落枕、小儿先天性肌性斜颈、颈项部软组织损伤，用颈项部摇法，髋部伤筋等用髋关节摇法。

十三、捣法

[手法释义]

儿推师用中指端或食指、中指屈曲的第一指节关节处，击打小儿体表穴位或部位，称为捣法。

[力量要求]

穿透皮肤下2-5毫米，准，狠。

[操作要点]

儿推师以一手握住小儿手掌，使其掌心向上，另一手的手腕自然下垂，前臂主动运动，通过腕关节的屈伸运动，带动中指端或食指、中指屈曲的指间关节，做有节奏地叩击穴位。要求控制力量快落快起，节奏均匀，患儿面部舒适，无痛苦感为度。

[动作要领]

①操作时，指间关节放松，腕关节主动屈伸，形同指击状。对准穴位捣击，用力要稳，动作要有节奏和弹性。

②忌手指时松时握。忌向下捣击时用力过猛。忌用指尖部捣击皮肤。忌捣击时东张西望容易伤及皮肤。

[手法应用]

捣法相当于指击法，但力较之为轻，适用于手掌小天心穴和面部承浆穴，如捣小天心、掐揉五指节，具有安神定惊作用，治疗小儿夜啼。

十四、捏挤法

[手法释义]

用两手大拇指和食指，选定合适部位的皮肤，四指同时向中间用力挤捏，同时向上提拿，称为捏挤法。

[手法要求]

①操作时动作要熟练灵活。

②捏挤范围仅硬币大小，不宜过大。

③捏挤不要超过规定次数。

[力量要求]

皮肤下渗透2毫米，向上提起力度较大，从指尖着力点向中间发力，快，准，稳。

[操作要点]

捏挤法的整体动作特点为，捏时稳定，提时轻巧。小儿平卧或坐位，使其施术部位裸露在外。儿推师选定皮肤向中央捏挤，皮肤往往会变为淡红色、紫色，或紫黑色，表示有热症。

[动作要领]

①两手腕放松、端平、两手指尖相对，相距约1.5厘米。

②捏起皮肤时动作要轻，相对用力挤捏时速度要快。

③每个穴位或部位捏挤1–3次。

[手法应用]

捏挤法是重刺激手法，多用于颈项部和胸骨切迹上缘等部位，具有散发郁热，治疗热症、痰食郁结等。临床中多用于咽部红肿化脓、疱疹性咽峡炎、肺阴虚引起的内热之症。治疗小儿扁桃体炎，可用捏挤天突、揉扁桃体外方、掐揉少商穴。本法使用时有一定痛苦，一般放在最后操作。

十五、颤法

[手法释义]

儿推师用大拇指、食指、中指、无名指或掌跟吸定于一定的部位或穴位，全身发力，集中在指端或掌端，进行高频率的静止性颤动，称为颤法。

[力量要求]

力量大，渗透性强，但不可按压皮肤太过。

[操作要求]

要求儿推师使用颤法时，全身发力，以意导气，以气至指端做高频颤动。儿推师选定小儿特定的部位或穴位，采用高频率的颤动来对小儿进行调理。

[动作要领]

①肩、肘放松。全身用力，以意导气到手指，指端进行高频颤抖。

②忌按压用力太大。忌对头部或身体脆弱部位进行颤法。忌儿推师身体气虚或身体太弱时进行操作。忌颤法操作时间过长。忌颤法操作时进行手部和吸定部位的相对移动。

[手法应用]

①颤法在临床中广泛应用于各种手法中，有揉颤法、按颤法，其典型应用是肺俞颤法、膻中颤法、腹部颤法。

②肺俞穴颤法可以通过高频率的震动，对肺部的痰粘进行排除。改变痰在肺部的位置，从而刺激咳嗽进行排痰。

③膻中颤法，膻中为气之会穴。高频颤动加快小儿整个肺部气机的循环，从而增强肺泡的发育，增强肺的宣发、肃降能力。

④腹部颤法，对腹部的消化吸收、肠蠕动有较强的推动功效。

⑤颤法应用是对气的理解的一种用法。颤浅颤深，全看病位，百病痰作怪，痰是瘀堵人经络的一个重要的因素，而颤法则可以有效的疏散和排泄痰粘。

第四节　复式手法

一、黄蜂入洞

[功效]

发汗解表、宣肺通窍，主要用于治疗外感风寒、发热无汗、急慢性鼻炎鼻塞流清涕、呼吸不畅等病症。

[操作]

儿推师一手扶住患儿头部，使其相对固定。另一手食中二指的指端放在患儿两鼻孔下缘处，以腕部关节着力带动手指部做顺时针旋转揉动（在揉动时手指指端瞬间堵住鼻孔并松开）以达到通鼻窍的作用，20-50次。

二、抱耳摇头

[功效]

镇静安神。

[操作]

儿推师一手扶住患儿头部，使其相对固定。另一手拇指或食指在患儿的印堂、山根、延年、人中和承浆六个穴位上进行顺时针揉动(3-5下)，然后再用两手拇指和食指螺纹面着力，捻揉两耳垂（10-20次），再用两手掌面抱住患儿头部做轻轻摇动（10-20次）。反复操作3-5遍。

三、肃肺

[功效]

排痰，化痰，止咳、平喘。

[操作]

①搓擦——自颈部下缘向下搓擦前胸后背到髋部，快搓慢移3-5遍。

②拍——两手空心掌自颈部下缘向下拍前胸后背到髋部，拍10遍。

③震——自颈部下缘向下震前胸后背到髋部，震脊柱5遍。

④抹——两手手掌分别贴在前胸后背，自颈部下缘向下到髋部抹10遍。整套手法反复操作3-5遍。

四、水底捞明月

[功效]

滋阴退热。适用于阴虚内热、高热不退、嗓子化脓等热症。

[操作]

儿推师用左手握住患儿食指、中指、无名指和小手指，使其掌心向上。用右手食指蘸少许凉水，食指在患儿内劳宫处旋推3-5次。再用大拇指从小拇指指端（肾水穴）经掌小横纹、到达小天心处转入内劳宫一拂而起，操作15次为一遍，反复操作3-5遍。

五、打马过天河

[功效]

滋阴退热。

[操作]

儿推师以左手握住患儿四指，使其掌心向上。用右手蘸少许凉水，在内劳宫处旋推3-5次，再（伴随吹气）用食、中二指从患儿总筋穴起到洪池穴止进行拍打（10-30次），反复操作3-5遍。

六、凤凰展翅

[功效]

定惊安神、祛痰。

[操作]

儿推师用两手食指、中指固定患儿的腕部。同时以拇指掐患儿的威灵、精宁二穴（3-5下），掐完上下晃动患儿手3下，反复操作3-5遍。

七、运水入土

[功效]

便秘、大便干结。

[操作]

儿推师用左手握住患儿食指、中指、无名指和小手指，使其掌心向上。用右手拇指外侧缘自患儿小指指端（肾水穴）起经掌小横纹、小天心到大拇指指端（脾土穴）止（100~300次）。

八、运土入水

[功效]

泄泻。

[操作]

儿推师一手握住患儿食指、中指、无名指和小手指，使其掌心向上。用右手拇指外侧缘自患儿大拇指指端（脾土穴）经小天心、掌小横纹运到小拇指指端（肾水穴）止（100~300次）。

九、补气法

[功效]

通调三焦、强肺、培元。用于咳嗽、痰鸣、胸闷、腹胀等。

[操作]

儿推师抱小儿同向（患儿后背贴医生前胸）坐于医生大腿上。两手从腋下插入，小儿两手臂重叠，置于胸前，掌心向心。儿推师用两手紧抱，向后挤压，同时配合挺胸。儿推师咽喉部配合发音："嘿哈嘿"，操作5~10遍。

十、点痰法

[功效]

排痰，祛痰，止咳平喘。

[操作]

儿推师站在患儿后背侧。两手置于患儿天突穴上1厘米，旁开1厘米，胸锁乳突肌边缘处，用两手食指尖轻轻点按3~5下，促使患儿咳嗽排出痰涎。

十一、膝部颤腹法

[功效]

促进肠道蠕动，用于积食、消化不良，便秘等。

[操作]

儿推师坐姿，将患儿置于双腿上，患儿脸向下，腹部正好对准大腿部。左手固定患儿肩部，用右肘部对患儿后腰胯部施以肘揉法，并颤动儿推师腿部3~5分钟。

十二、分筋法

[功效]

醒神，多用于高热惊厥等。

[操作]

儿推师大拇指与其他四指相对，大拇指向下扣住患儿腋下靠胸胁肋侧大筋，顺其筋脉做横向拨动，有如弹拨琴弦状，弹拨5~10次。

十三、松谷道

[功效]

通便。

[操作]

儿推师坐在椅子上，让小儿趴卧于儿推师腿上。小儿腹部正对术者大腿部。术者一手固定小儿腰部，用另一只手分别自龟尾处向两外侧推按屁股1分钟。然后用儿推师食指置于小儿尾骨顶端内侧，在推按的同时轻轻颤动腿部3分钟。

十四、合谷道

[功效]

止泻。

[操作]

小儿面向妈妈抱于怀中，小儿臀部正对儿推师。儿推师用大拇指置于小儿尾骨外端用力向肛门缓缓按压1分钟；然后用双手从臀部外侧用力向肛门缓缓挤压3分钟。

十五、拿肩井 （总收法）

[功效]

能通行一身之气血，诸症推毕，均以此手法收之。

[操作]

儿推师用两手放在患儿肩井穴，再用两手大拇指，食指和无名指对肩井穴进行轻轻揉动，然后快速向上提拿3~5次。

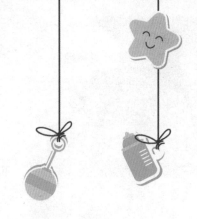

 # 第五章 小儿推拿穴位组方原理

第一节 上肢部穴位

1. 脾经

位　置

大拇指桡侧缘，或大拇指末节螺纹面。

手　法

①将患儿大拇指屈曲45度，第一指节关节，循拇指桡侧边缘由指尖向指根方向直推为补，称补脾经。

②将患儿拇指伸直，在桡侧自指跟向指尖方向，直推为清脾经。

③若来回推谓之平补平泻。顺时针在大拇指末节螺纹面顺旋推为补，逆时针在大拇指末节螺纹面逆旋推为清。

④补脾经和清脾经统称推脾经。

功　效

①补脾经健脾、益气、补气血；

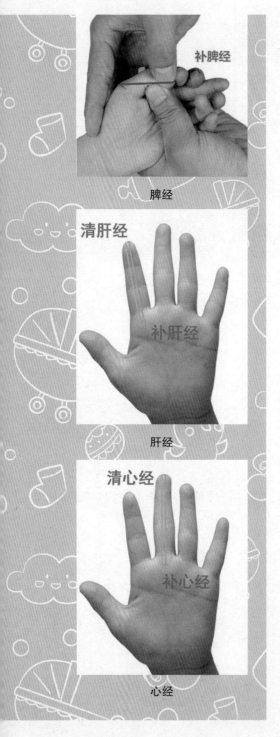

补脾经

脾经

清肝经

补肝经

肝经

清心经

补心经

心经

②清脾经，清热利湿，去痰，去黏液。

①补脾经在临床中多用于脾胃气虚、阳虚引起的各种症状。例如积滞、口气、腹泻、舌苔白厚、腹泻、腹痛等。

②脾胃气虚、阳虚在临床中分为新症和常态。常态的表现形式是脸色萎黄，唇淡、舌淡、肌肉微软，懒言懒动、乏力、大便稀溏。新症的表现形式是呕吐，腹泻、腹胀、腹痛。

③清脾经清热利湿。脾阴虚，脾湿热的症状有湿热泻、手脚发黄、手脚心热潮湿、大便粘腻臭秽不堪、口水多而粘腻、汗有臭味儿。

2. 肝经

位 置

手掌面，食指或食指末节螺纹面。

手 法

用一手拇指或食指中指，由指跟推向指尖为清肝经，反之为补肝经。或用大拇指在患儿食指末节螺纹面，顺时针旋推为补，逆时针旋推为清。补肝经和清肝经，统称为推肝经。

熄风镇惊，平肝泻火。

清肝经在临床中多用于惊啼不安，五行烦热，或热、火、燥等症。小儿生理病理特点：心肝常有余。证明孩子常热而非常寒。所以在临床中肝经当宜常清之而不易补之。

3. 心经

手掌面，中指或中指末节螺纹面。

术者一手持患儿中指，由指根向指尖方向直推为清心经，反之为补。也可用大拇指螺纹面沿患儿中指末节螺纹面做顺时针旋推为补心经，反之为清心经，补心经和清心经，统称为推心经。

清热泻火，宁心安神。

清心经有清泻心火的功效。在临床中多用于惊吓、口舌生疮、口腔溃烂、舌质深红、神烦不宁、小便黄赤等症。清心经特殊用法，用三清一补的手法操作，对贫血有良好的治疗效果。

4. 肺经

手掌面，无名指，或无名指末节螺纹面。

术者一手持患儿无名指，由指根向指尖方向推为清肺经，反之为补肺经。也可以用大拇指螺纹面，沿患儿无名指末节螺纹面，做顺时针旋推为补肺经，反之为清肺经。

功　效

补肺经能补益肺气、强肺。清肺经可以养阴润肺，肃肺。

适应症

①补肺经多用于肺气虚、阳虚等诱发的咳嗽、气喘、痰涎雍盛之症。在临床中肺气虚阳虚的特征面白无华、畏寒、畏冷、稍一活动即出汗，神疲乏力，便溏。

②清肺经在临床中多用于呼吸系统病症。凡属新症均可用清肺经操作。无论是外感风寒，还是风热之症。症见咳嗽、感冒、流涕、发热、痰鸣、气喘等。同时对鼻炎、便秘效果不错。

5. 肾经

位　置

手掌面，小指或小指末节螺纹面。

手　法

由术者一手持患儿小指，由指根向指尖方向直推为补肾阳，反之为补肾阴。也可用大拇指螺纹面，顺时针旋推小儿小指末节螺纹面为补肾经，反之为清肾经。

功　效

①补肾阳温阳补气，益脑补肾。

②补肾阴滋阴补肾，填补精髓。

适应症

①在临床中凡症属久症，或在能量平衡过程中有偏寒和偏热特性的，均可用补肾阴或者补肾阳来调理。例如久泻、遗尿、自汗、虚喘等症当用补肾阳。

②大汗、阴虚，燥咳、湿热泻、热性哮喘、肺热咳喘当用补肾阴来操作。

③补肾阳、补肾阴可以从整体上调节人体的阴阳平衡，注重整体调节功能。补肾阳治寒、补肾阴治热。

6. 调五脏

位　置

手掌面五指末节螺纹面，即心肝脾肺肾五经穴处。

手　法

术者一手拇指和食指捏住小儿小天心和一窝蜂穴处，另一手拇指与食指相对用力捻揉、拉伸。心肝脾肺肾五经穴反复操作。

功　效

强脏腑、调五脏、和气血。

适应症

治疗各种慢性疾病，尤其对反复上呼吸道感染疾病，反复肠胃功能失调症，慢性腹痛，有较好的效果。本法是临床中常用保健法。

7. 大肠

位　置

手掌食指桡侧缘，自食指指尖至虎口

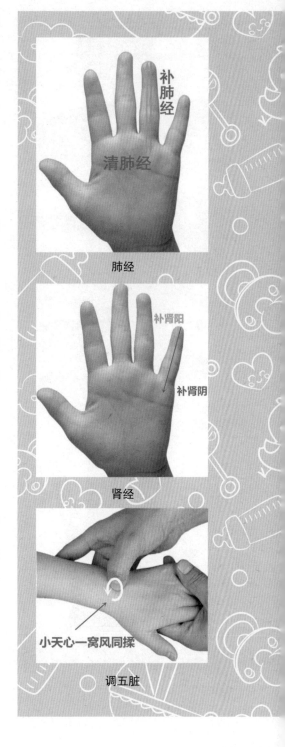

肺经

肾经

调五脏

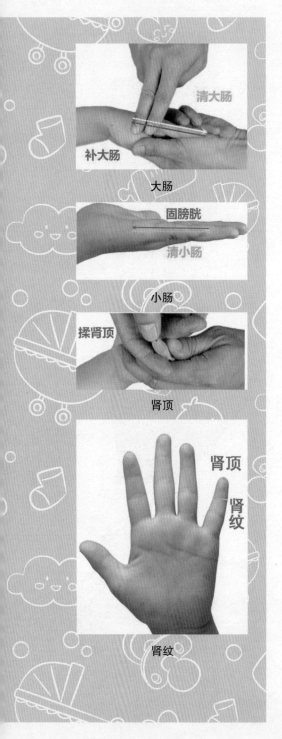

清大肠

补大肠

大肠

固膀胱

清小肠

小肠

揉肾顶

肾顶

肾顶

肾纹

肾纹

呈一直线。

手 法

术者持患儿食指，从指根推向指尖，谓之清大肠，反之为补大肠。清大肠和补大肠，合称为调大肠，统称为推大肠。

功 效

补大肠升提气机、温阳止泻。清大肠清利湿热，去肠腑积滞积热。

适应症

补大肠多应用于气阳不足引起的寒性腹泻、水泄、脱肛等症。

清大肠多用于湿热泻、燥秘、肺热久咳不愈等症。

8. 小肠

位 置

手掌小指尺侧边缘，由指根到指尖。

手 法

术者握患儿小指，用大拇指或食中二指，由指根推向指尖谓之清小肠，反之为补小肠。清小肠和补小肠均为推小肠，补小肠在临床中也称之为固膀胱。

功 效

清热泻火，泌别清浊。

①补小肠在临床中多应用于大便燥结呈羊屎豆，或者成粗条状，但小便清长的症状。

②清小肠则多用于心和小肠热、火、燥、湿热症等。例：小便黄赤，舌头口唇口疮溃疡、心烦、神躁不宁，或症见内热的症状。

9. 肾顶

位　置

手掌，小指顶端。

手　法

术者持患儿小指，用另一手大拇指螺纹面，在患儿小指顶端，顺时针揉为揉肾顶。

功　效

固表止汗。

适应症

自汗、盗汗。在临床中多见于小朋友睡觉时头身大汗，平时稍一活动也是大汗，前者为盗汗，后者为自汗。

10. 肾纹

位　置

手掌面，小指第二指节关节横纹处中点。

手　法

术者持患儿小指，用另一只手大拇指指甲掐肾纹，称掐肾纹，揉称揉肾纹。

功　效

明目、清脑、祛风、散结。

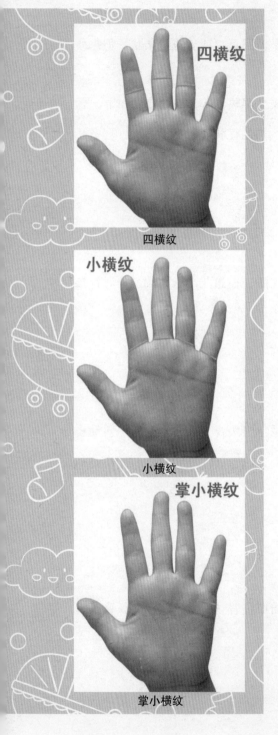

四横纹

小横纹

掌小横纹

揉肾纹和掐肾纹常组合使用。在临床中多应用于睑腺炎、霰粒肿，上眼睑下眼睑红肿、结膜炎、迎风流泪、眨眼。

11. 四横纹

手掌面，食指、中指、无名指、小指第一指节关节横纹处中点。

术者一手持患儿手掌，使其掌心向上，用另一手拇指指尖从小儿食指第一指节关节横纹处，依次掐揉至小指横纹处，称掐揉四横纹。四指并拢，从食指横纹推向小指横纹处，称推四横纹，掐揉操作3到5次，推100次，反复操作3-5遍。

消除积滞、积热，退热、调理腹胀、行气。

①四横纹在临床多用于腹胀、呕吐、腹泻、腹痛舌苔厚等症。

②四横纹也是民间挑疳的部位。用一次性采血针点刺四横纹处放血。点刺要领：用一手捏紧横纹处，使横纹处皮肤突起，另

一手用一次性采血针，成45度角斜下去刺四横纹处中点。挤出如果是黄色的结晶体则为脾疳，黄水积滞、黑血积食。如果是鲜红色的血，代表脾胃正常。

12. 小横纹

位　置

掌面食指、中指、无名指、小指掌指关节横纹处。

手　法

术者持患儿手掌，使其掌心向上。用另一手拇指指甲，从患儿食指掌指关节横纹处，依次掐至小指，掐揉3到5次，称掐揉小横纹。术者用拇指螺面，自食指掌指关节横纹处，推向小指掌指关节横纹处，称推小横纹。推100次。

功　效

清热除烦、散结。

适应症

在临床中小横纹的操作多应用于心脾积热而引起的口舌生疮、口角破烂、咽部红肿、小便黄赤、脸色潮红症。

13. 掌小横纹

位　置

手掌面小指根下，尺侧掌纹头上，细小横纹处。

手　法

术者一手持患儿手，用另一手大拇指按揉掌小横纹，称揉掌小横纹。

功　效

止咳喘，去痰结，开胸定喘。

适应症

临床中掌小横纹是治疗各种咳嗽症的要穴。多应用于支气管炎支气管肺炎等；干性啰音、湿性啰音的症状；痰湿咳嗽、阴虚咳嗽、风寒咳嗽、风热咳

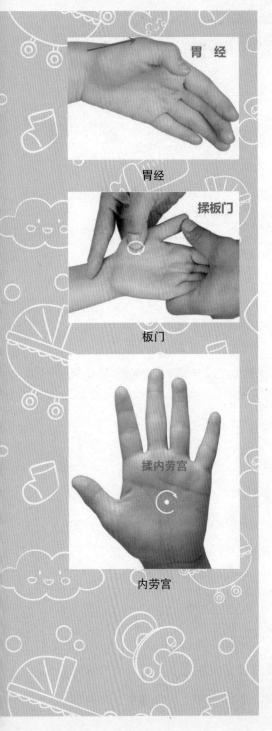

胃经

板门

内劳宫

嗽气虚咳嗽等。

14. 胃经

位 置

在手掌大鱼际桡侧赤白肉际处，由腕横纹桡侧端至大拇指根部。

手 法

术者一手持患儿手，用另外一手大拇指，或食中二指，由腕横纹桡侧端推至大拇指根部，为清胃经，反之为补胃经。清胃经与补胃经，统称为推胃经。

功 效

补胃经温补胃气胃阳。清胃经清胃热、泄胃火、降胃和逆。

适应症

①补胃经，多用于胃部被寒邪所伤引起的呕吐、痰吐、呃逆、恶心、打嗝等症。

②清胃经，多用于胃热症引起的胃气上逆、口气、呕吐、心烦、干呕等症。

15. 板门

位 置

手掌面大鱼际最高点或整个平面。

手 法

术者一手持患儿手，用另一手大拇指端揉大鱼际最高点，称揉板门。用大拇指食指捏挤，称捏挤板门；从腕横纹沿板门穴推向食指根称横纹推向板门，也称之为清板门；从板门穴向上推到横纹，称之为板门推向横纹。

功　效

健脾和胃、消胀、通气、调达气机。

适应症

①揉板门主要治疗消化不良引起的积滞、腹胀、呃逆。捏挤板门主要用于积滞形成的内热症，同时对腹胀、腹痛有效。

②横纹推向板门，也称之为清板门。主要用于呕吐、呃逆、胃热。

③板门推向横纹，具有升提气机的功效。主要用于腹泻、气虚下陷、脱肛。

16. 内劳宫

位　置

手掌中心，无名指、中指指端中间取穴。

手　法

术者一手持患儿手。另一手拇指、食指或中指端，揉小儿掌心内劳宫称揉内劳宫。术者用食指沾凉水，在内劳宫处推运称推运内劳宫。

功　效

清热、凉血、退热。

适应症

揉内劳宫，具有治疗心火旺或心经有热引起的口舌生疮、发热、小便黄赤、惊吓、心神不宁等。

17. 内八卦

位　置

手掌面以内劳宫穴为圆心，从圆心至中指指掌横纹处，约三分之二处为半径画圆。在其圆上，以中指根下为离宫，属南和心；小天心穴之上为坎，属

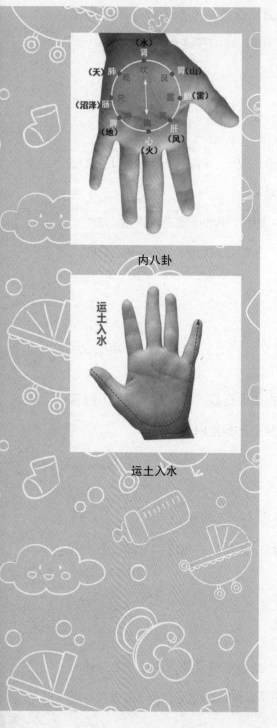

内八卦

运土入水

北和肾；

在大鱼际侧，离至坎半圆的中心点为震，属东和胆；小鱼际侧，离至坎半圆的中心点为兑，属西和肠；西北为乾和肺，东北为艮和胃，东南为巽和肝，西南为坤和脾。八卦在此圆周上即乾坎艮震巽离坤兑八个方位。

手法

八卦穴在临床操作中分为顺运、逆运、分运、掐运、点揉几种手法。

①顺运八卦，术者一手持患儿四指，大拇指按在离宫上，使其掌心向上。用另一手食指、中指夹住小儿腕关节，以拇指螺纹面前半部分，使用运法，自乾卦起，顺运至兑卦，周而复始。顺时针运推，最后停在兑卦。此为顺运内八卦。

②逆运内八卦，从兑卦起逆时针旋转运推，周而复始最后停在乾卦止，称为逆运内八卦。

③掐法，从离宫顺掐至乾宫，从离宫逆掐至乾宫，顺掐有四宫，离坤兑乾，逆掐有六宫，离巽震艮坎乾。

④推运，在坎宫和离宫之间相互进行推运，称为推运离坎宫。

①顺运内八卦，具有升提气机、散寒、宽胸利膈、理气化痰之功效。

②逆运内八卦，具有降气平喘、治热、潜降气机的功效。

③掐八卦治疗咳嗽。顺掐治寒，逆掐治热。

④推运离坎宫，具有平衡阴阳之功效。

适应症

①顺运八卦，应用于外感新症风寒或风热感冒咳嗽。寒邪伤体，气机郁闭。

②逆运八卦，多用于久咳。例如阴虚或脾湿咳嗽，潜降气机。对咳喘、痰涎壅盛症有效。同时治热，对便秘、大便干结、小便黄赤有效。

③离宫顺掐至乾宫，治疗寒咳，离宫逆掐至乾宫，治疗热咳。

④坎离互运，治疗孩子久病体弱，阴阳不调之症，或上寒下热之症。

⑤总体来讲，顺运八卦，主升治寒，逆运八卦，主降治热。适应于所有有寒热和升降出入的病症。八卦穴的乾坎艮震巽离坤兑，单运推，单揉本宫穴，能够起到对应的肺肾胃胆肝心脾肠的滋阴和助阳的调节。

18. 运土入水

位 置

由小儿大拇指指腹部的脾经穴起，沿手掌大鱼际，赤白肉际，过掌根和尺侧部，过小鱼际，赤白肉际至小指指腹肾经穴处。

手 法

运法。

功 效

健脾、除湿、止泻。

适应症

虚寒性腹泻、虚寒性遗尿、腹胀。

19. 运水入土

位置

手掌从小指指肚，沿手掌尺侧小鱼际，赤白肉际。过小天心穴位，过大鱼际赤白肉际处，到大拇指指尖。

手法

运法。

功效

祛除湿热、润肠通便、滋阴清热。

适应症

大便干结，成羊屎豆、便秘、湿热泻痢、燥热之症。在临床中运土入水和运水入土来回推调，可以有效的达到平衡阴阳，补益先后天脾肾之气的功效。

20. 小天心

位置

在大小鱼际连接处，总筋之下，内劳宫之上。

手法

术者一手持患儿手掌，另一手屈指捣小天心穴称捣小天心。掐称掐小天心，揉称揉小天心。

功效

揉捣小天心通经活络、镇静安神。掐小天心醒神。

适应症

在临床中揉小天心多用于寒热往来经络闭阻不通。揉小天心多和揉一窝风配合使用。揉捣小天心，多用于惊吓、惊惕不安、烦躁。

21. 神门

位　置

腕横纹尺侧端，尺动脉搏动处。

手　法

一手持患儿手掌，另一手大拇指揉，称揉神门。

功　效

镇静安神。

适应症

夜啼、黄昏闹、睡卧惊跳。

22. 总筋

位　置

掌后腕横纹中点。

手　法

术者一手持患儿手掌，用另外一手大拇指端按揉本穴，称揉总筋。

功　效

滋阴、清热。

适应症

揉总筋，多用于阴虚内热之汗多、脸色潮红、口唇燥裂、舌干少津、咽喉红肿疼痛、小便黄赤等症。

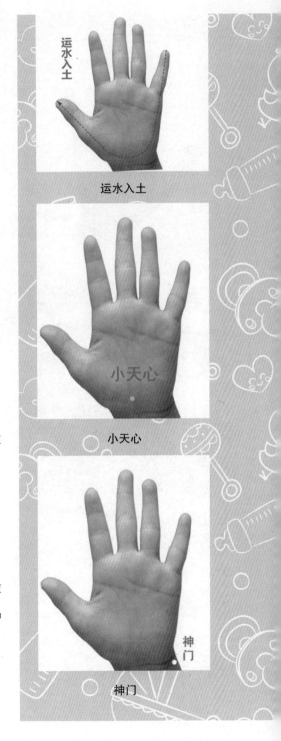

运水入土

小天心

神门

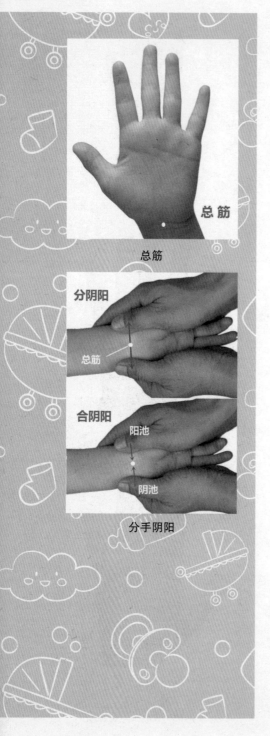

总筋

分手阴阳

23. 分手阴阳

位　置

手掌面掌侧腕横纹，又称大横纹，是指手掌腕部第一条横纹线。从总筋往两侧，桡侧为阳池，尺侧端为阴池。

手　法

术者用两手握患儿手掌，用两大拇指平行并拢于总筋穴处。从总筋穴向两旁分推，称为分手阴阳。合手阴阳用两手大拇指，自两旁阴池、阳池穴向总筋处合推，称为合手阴阳。

功　效

分手阴阳有调和气血，平分阴阳之意。合手阴阳，又分为分阴合阴阳、分阳合阴阳，均具有化痰、散结之功效。

适应症

①分手阴阳在临床中多用于气血不和、寒热往来之症。

②分阳合阴阳多用于寒痰咳嗽；分阴合阴阳，多用于热痰咳嗽。

③如果在临床中是寒湿和湿热交杂的咳嗽症，可以分阴合阴阳、分阳合阴阳交替操作。

24. 列缺

位　置

手腕挠侧，桡骨茎突上方凹陷中。

手　法

拿法，揉法。

功　效

解表散寒、开窍醒神。

适应症

多用于外感风寒或者风热感冒、风燥感冒引起的感冒、喷嚏、咳嗽、咽红等症。

25. 天门入虎口

位　置

大拇指尺侧，由指尖推向指根或虎口处。

手　法

术者一手持患儿手，另一手大拇指，由指尖推向指根统称天门入虎口。

功　效

化痰、祛痰、行痰、散痰。

适应症

凡外感内伤引起的痰涎壅盛、咳嗽痰喘之症。

26. 十宣穴

位　置

小儿十指指尖甲内2毫米处。

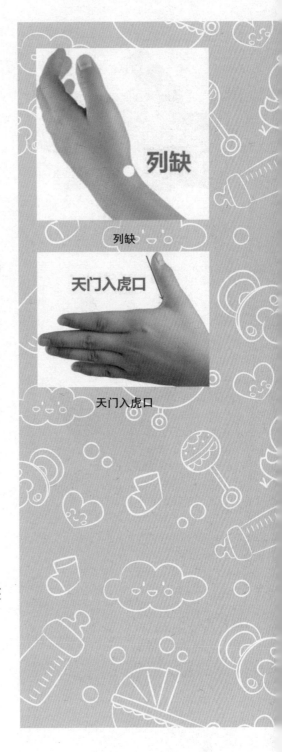

列缺

天门入虎口

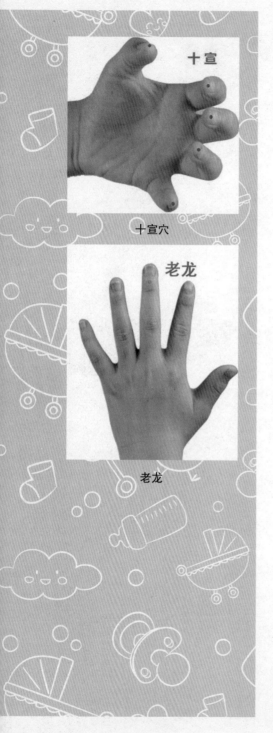

十宣穴

老龙

术者一手握患儿手，使其指尖向上，用另一手拇指指甲，逐一掐颤称掐颤十宣，也可点刺放血。

功　效

清热、醒神。

适应症

惊厥、抽搐、昏迷。

27. 老龙

位　置

掌背中指甲根下一毫米处。

手　法

术者一手握患儿中指，使指尖向上，用另一手拇指甲掐小儿中指甲后一毫米处，称掐老龙。

功　效

醒神、镇惊。

适应症

高热惊厥、惊风、神迷不醒等症。

28. 端正

位　置

掌背中指甲根两侧赤白肉际处，桡侧称为左端正，尺侧称为右端正。

手　法

术者一手持患儿中指，使其指尖向上，用另一手拇指尖掐，掐左端正，掐后在该穴向指尖方向推运；掐右端正，掐后在该穴向手指根方向推运，称为掐端正推运端正。

功　效

掐、推运左端正，能升清止泻；掐、推运右端正，可降逆止呕。

适应症

掐左端正，治疗泄泻、寒咳。掐右端正，治疗恶心、呕吐、热咳。

29. 五指节

位　置

手掌背五指第一指节关节中点处。

手　法

五指节有掐法、捻揉法、屈伸法三种操作方法。

掐五指节，术者一手持患儿手，使其掌背向上，用另一手拇指甲依次掐小儿大拇指，掐后继以捻揉法，掐三到五次。捻揉10到30遍，继屈伸大拇指，依次从大拇指掐、捻揉、屈伸至小指，反复操作3到5遍。

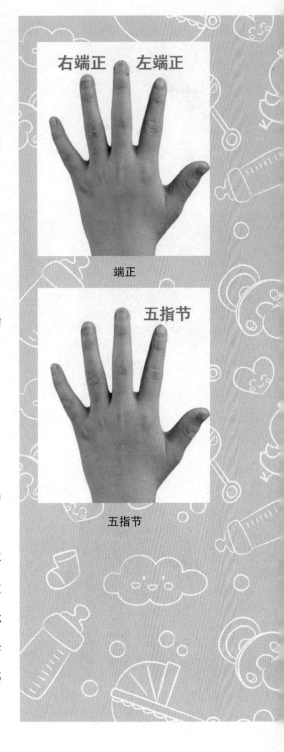

端正

五指节

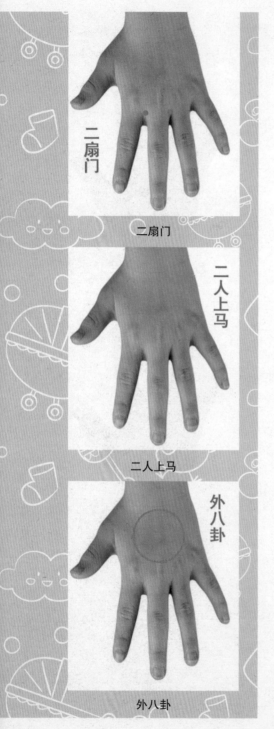

二扇门

二人上马

外八卦

镇惊安神，安神效穴，同时治疗痰热咳嗽。

惊吓、夜啼不安，睡卧梦语，肢体颤动，或风燥咳嗽，肺热咳嗽。

30. 二扇门

手掌背中指根本节两侧蹼膜凹陷处。

二扇门有掐、揉两种操作方式。

掐二扇门，术者用两手食指、中指夹住小儿手掌，使其掌心向下，用两拇指甲掐之，掐后继以揉法，称掐揉二扇门，或用食中二指指尖，进行掐揉。

发汗透表、退热，是发汗之效穴。

外感风寒、外感风热引起的发热或高热不退之症。在临床中本法发汗之力较强。如果是久病体虚的小宝宝，在应用时注意控制掐揉次数，不要发汗太过。

31. 二人上马

位 置

手背无名指与小指掌指关节后陷中。

手 法

术者一手握小儿手掌使其掌心向下，用另一手拇指揉称揉二人上马，此处揉二人上马当侧指揉。

功 效

滋阴补肾。

适应症

临床中多应用于久热不退之症。同时对一切久咳、久喘、久泻、久汗、久惊之症有明显的治疗效果。

32. 外八卦

位 置

手掌背与内八卦相对应处，即为外八卦。

手 法

术者一手持患儿四指，使其掌心向下，用另一手拇指做顺时针方向推运，称运外八卦。

功 效

固表止汗、理气。

适应症

反复感冒汗多流涕、久汗不止、气虚之症。

33. 外劳宫

位 置

小儿手掌掌背中，与内劳宫相对应处。

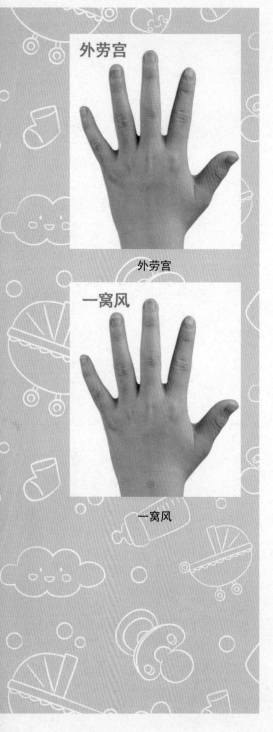

外劳宫

一窝风

术者一手持患儿手，使其掌心向下，用另外一手大拇指或中指端揉之，称揉外劳宫。

功 效

温阳散寒、温运中焦、补气助阳。

适应症

外劳宫为温热特性穴位，对于寒症治疗均有效。典型用于治疗脏腑虚寒、寒湿等症。例如伤寒腹泻、水泄、肠鸣、腹胀、腹痛效果明显。同时也对外感风寒感冒、咳嗽有效。

34. 一窝风

位 置

手背腕横纹中点处，正中凹陷。

手 法

术者一手持患儿手掌，使其掌背向上，用另一手中指或拇指端揉之，称揉一窝风。

功 效

揉一窝风具有解表散寒、止腹痛、温阳补气的功效。

适应症

①典型用法：任何原因引起的腹痛

症，揉一窝风均可以有效缓解。

②同时对外感风寒引起的风寒痹痛、风寒咳嗽、风寒发热有效。

35. 膊阳池

位 置

手背一窝风上三寸处。

手 法

术者一手握患儿手腕，使其掌背向上，用另一手拇指和中指端揉，称揉膊阳池。

功 效

通大便，点刺膊阳池放血，具有治头痛的功效。

适应症

各种类型的便秘均可用揉膊阳池来调节。各种类型的头痛，均可用点刺放血膊阳池来止痛。

36. 威灵

位 置

手背第二三掌骨岐缝间。

手 法

术者一手持患儿四指，用另一手拇指甲掐后继以揉之，称掐揉威灵穴。

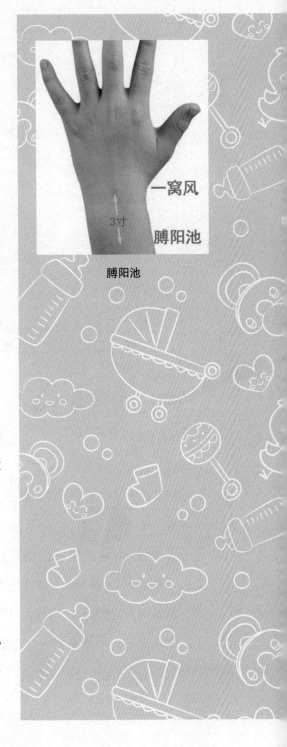

一窝风

3寸

膊阳池

膊阳池

开窍醒神。

惊吓、神迷、烦躁。

37. 精宁

手背四五掌骨岐缝间。

术者一手持患儿四指，使其掌背向上，用另一手拇指甲掐之，而后继以揉法，称为掐揉精宁。

具有化痰、破结、行气之功效。

多用于痰鸣、痰喘、积滞、疳积等症。

38. 清天河水

前臂正中，自总筋穴至洪池成一条直线。

①术者一手握患儿手，使其掌心向上，用另一手食指、中指自小儿腕横纹中点处总筋穴，推向肘横纹中点处洪池穴，称清天河水；

②从内劳宫处推至洪池穴，称为大清天河水；

③用食指、中指沾水，自总筋穴处，一起一落，拍打至洪池穴处，称为打马过天河，一边拍打一边吹气。

功　效

清天河水是温法的典型能量代表穴位，祛除寒湿。

适应症

清天河水在临床中多用于风寒袭表引起的高热无汗，或发热汗不出，同时对脏腑伤寒引起的水泻有明显治疗功效。

39. 取天河水

位　置

小儿前臂正中，自洪池穴至总筋穴处成一条直线。

手　法

术者一手持患儿手，使其掌心向上，用另一手食指、中指指面，从洪池穴推向腕横纹中点总筋穴处，称为取天河水；从洪池穴推向内劳宫处称大取天河水。

功　效

滋阴、润燥、清热、泻火。

适应症

本法性凉，在临床中具有较好的滋阴效果。对一切热症均有效，例：肺热咳嗽、汗出伤阴、口唇燥裂、舌红、口疮、扁桃体红肿化脓、大便燥结、神躁不安、脸色潮红等症。

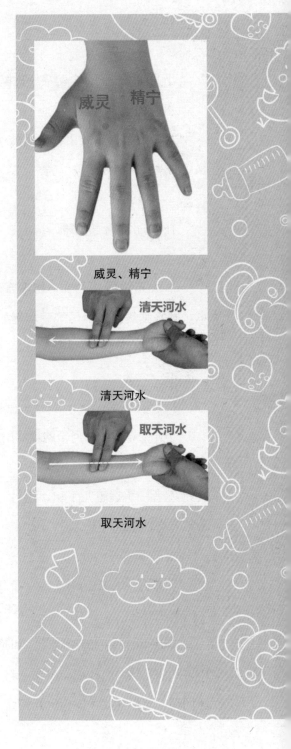

威灵、精宁

清天河水

取天河水

40. 三关

位 置

小儿前臂桡侧，自腕横纹桡侧端至肘横纹曲池穴成一条直线。

手 法

术者一手握患儿手腕，用另一手食指、中指自小儿腕横纹桡侧端推向肘横纹曲池穴，称推三关。

功 效

补气助阳、行气散寒。

适应症

本法其性热，主治一切虚寒之症。在临床中多用于风寒感冒、风寒咳嗽、肺气脾气肾气不足等症。例如面色萎黄，唇淡舌淡、肌肉萎软、小便频数、手足冰凉等症。

41. 六腑

位 置

小儿前臂尺侧，肘至腕横纹阴池穴端成一直线。

手 法

术者一手握患儿手腕，用另一手食指、中指指面，自小儿肘部推向手腕阴池穴端，称退六腑。

功 效

清热泻火、凉血解毒。

适应症

本法其性寒，调理热证，如热入营、血，脏腑实热证或虚热证。在临床中，疾病寒热温凉往往交杂在一起。在治疗的时候，用清取天河水或者三关六腑同调，要根据症状以确定其相互比例，寒者助阳、热者滋阴，使阴阳复归于

平衡，能量复归于稳定，阴平阳秘百病乃
康。

第二节　头面颈项部穴位

1. 天门

位　置

两眉中点印堂穴至前发际成一直线。

手　法

两拇指自印堂交替推至前发际，称开
天门；若自印堂推至囟门称为大开天门；
从前发际推至印堂穴为关天门。

功　效

开天门具有疏风解表、开窍醒脑的功
效。关天门具有镇静安神的功效。

适应症

外感风寒、风热诸症，惊吓、惊惕不
安、烦躁不宁等症。开天门对体质虚弱、
出汗较多、佝偻病患儿少用。

2. 坎宫

位　置

自眉头起沿眉向眉梢成一弧线。

手　法

用两拇指自印堂沿两侧眉梢做分推，

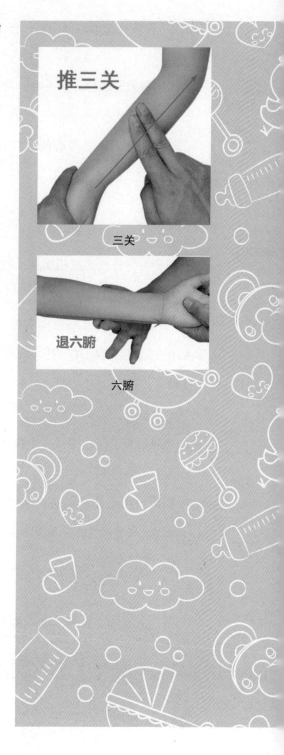

推三关

三关

退六腑

六腑

其余四指轻按在头部两侧固定，称推坎宫，也称分头阴阳。

功 效

疏风解表、明目、治头痛、对局部抽动症也有效。

适应症

外感风寒、风热等表证。同时对睑腺炎（麦粒肿）、霰粒肿、结膜炎。局部抽动特征之一眨眼睛有效。

3. 太阳

位 置

眉梢与目外眦连线相交点，眼外侧向后约一寸凹陷处。

手 法

两拇指自眼向耳后方向直推称推太阳，用中指端揉该穴称揉太阳。推或运太阳，向眼睛方向揉为补，向耳方向揉为泻。用大拇指指尖或食指指尖掐、颤太阳穴，称掐、颤太阳。

功 效

疏风解表、清热明目、止头痛、止汗、发汗。

适应症

临床应用于外感风寒、风热表证；掐颤太阳男左侧发汗，女右侧发汗，止汗反之；头痛掐颤左右太阳，继以揉法；外感诸邪则用推太阳。

4. 耳后高骨

位 置

耳后入发际，乳突后缘高骨下凹陷中。

手 法

用两拇指或中指端揉，称揉耳后高骨，用两拇指掐，称掐耳后高骨。

疏风解表、治头痛。

治感冒、头痛，有较强的醒神发汗之功效。

5. 印堂

两眉头连线中点处。

用拇指甲掐眉心处，称掐印堂；用拇指端揉，称揉印堂。

醒脑安神、祛风通窍。

治疗急慢性惊风、惊惕不安、睡卧不稳、啼闹不眠，其中掐法更多的运用神昏、神迷之症，揉法多用于安神。

6. 山根

在印堂穴之下，两目内眦连线中点，鼻梁之上。

用拇指甲掐称掐山根。

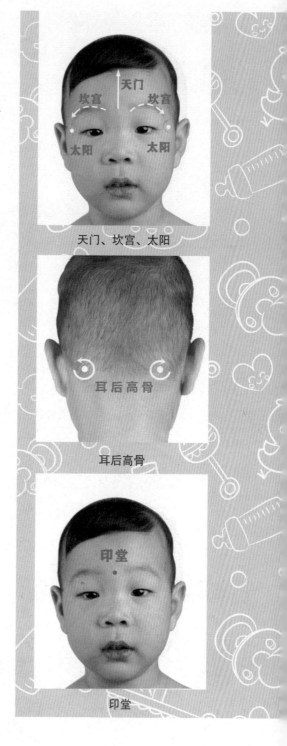

天门、坎宫、太阳

耳后高骨

印堂

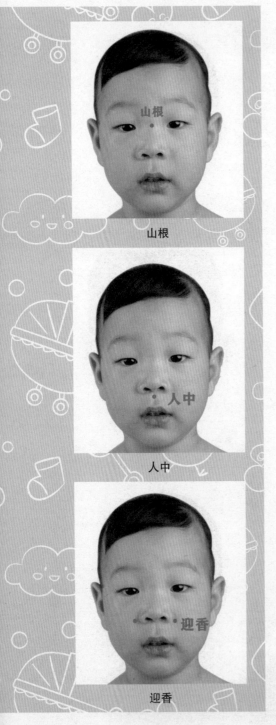

山根

人中

迎香

开关窍、醒神。

临床中多用于惊风、抽搐、惊吓。望诊的常用部位，青色为惊、为痛、亦为积滞，青蓝色为咳、为喘。

7. 人中

人中沟正中上1/3处与下2/3交界处，属督脉。此处为任督二脉交汇之处。

将大拇指屈曲，近90度，指尖放在穴位上，力贯指端，快速用力掐按。力量操作的方向，最好是斜向上45度角。掐人中时要求力量稳准狠。

急救、醒神、开窍。

中暑、惊厥、抽搐、神迷。如果掐人中无效，选择以下急救方式：

①十指指尖十宣穴用一次性采血针点刺放血，同时点刺，并同时挤压出血三滴，对惊厥有奇效。

②足心前1/3凹陷中涌泉穴处点刺放

血，有急救之功效。慎用。

③在两耳尖连线中点，与督脉交汇处的百会穴处点刺放血，有急救之功效。慎用。

④在两耳尖、脚趾趾尖点刺放血，有急救治之功效。

8. 迎香

位　置

鼻翼前端外缘旁开2毫米。

手　法

用食指中指，或两拇指按揉，称揉迎香。此穴用指尖掐颤揉法，在揉迎香时同时使用揉颤法。

功　效

通窍、止涕。

适应症

感冒、咳嗽、鼻炎等引起的鼻塞流涕、呼吸不畅、打呼噜、鼻甲肿大、腺样体肥大等。

9. 延年

位　置

鼻正中高骨处。

功　效

鼻塞不通、流涕、打呼噜、各类型鼻炎。

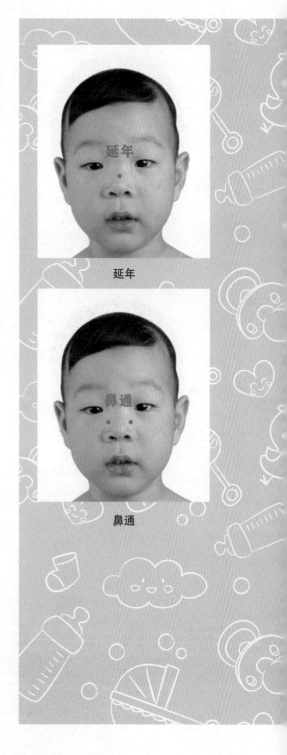

延年

鼻通

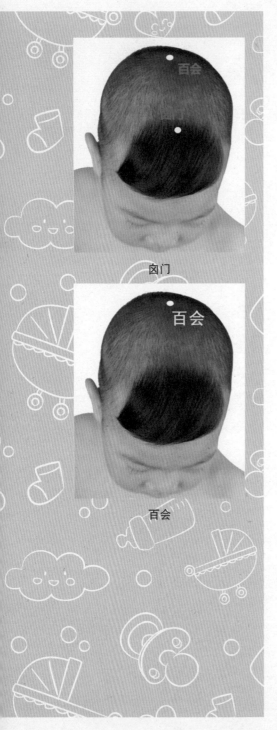

囟门

百会

感冒、鼻炎等症。

10. 鼻通

位　置

鼻软骨与鼻翼交界处，迎香之上约1厘米，往鼻内侧3毫米处。

手　法

用食中指按揉，用食指中指揉颤。

功　效

鼻塞不通、流涕、打呼噜。

适应症

感冒、鼻炎等症。

11. 囟门

位　置

前发际正中直上两寸许，前顶骨凹陷中。

手　法

①用两手扶小儿头，两拇指自前发际交替推至囟门，或自囟门向两旁分推。若小儿囟门未闭，应推至边缘，或用掌心轻按揉囟门。

②小儿囟门操作有揉法、颤法、推法、挤法。若囟门闭合，可以在囟门上直接操作。若囟门未闭合，请在囟门边缘操

作，或者用轻柔的力量操作。

镇惊、安神、通鼻窍、促进脑部发育。

惊啼、惊吓、发育迟缓、鼻炎、抽动、宽囟、囟门迟闭症。

12. 百会

两耳尖连线，与督脉交汇处，有轻微凹陷。

用拇指食指螺纹面或掌心，按、揉、擦、震百会穴。

搓擦滋阴、安神；揉颤升阳，举陷、醒神。

感冒、咳嗽、发热、呕吐、腹泻、惊啼不安、抽动、鼻炎等。

13. 风池风府

风池穴在枕骨下，当胸锁乳突肌和斜方肌上端之间的凹陷处，左右各一。风府穴位于后颈部，两风池穴连线中点，颈顶窝处。

用拇指、食指、中指相对用力拿揉风池风府，称拿风池和揉风池；用手掌擦风池风府穴处，称擦风池风府；用大拇指和食指指尖掐风池风府穴处，称掐风池风府。

发汗、解表、散寒、温阳、止汗。

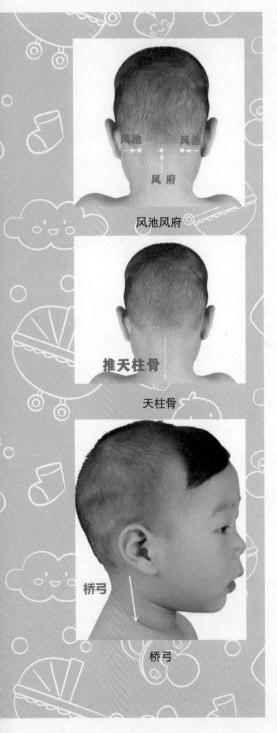

风池风府

推天柱骨

天柱骨

桥弓

①外感风寒、风热引起的感冒、咳嗽、头痛、汗多、发热、鼻塞不通。

②揉风池风府，多用于外感风寒、风热感冒之症，或者反复感冒之症。掐揉风池风府，多用于外感风寒感冒，或者外感风邪袭表引起的发热症。擦风池风府，多用于反复感冒咳嗽。

14. 天柱骨

位 置

颈后风府穴至大椎穴成一直线，颈后正中。

手 法

用拇指或食指、中指指面自上而下直推，称推天柱骨；

①用刮痧板沾水，自上而下刮之，称刮天柱骨；

②用大拇指、食指捏挤天柱骨取痧，称捏挤天柱骨。

功 效

降逆、止呕、清热、利咽。

适应症

外感诸邪、内热、积滞等引起的咽喉红肿、化脓、疱疹、咽炎、呕吐等症。同时推天柱骨有治疗扁桃体肥大、腺样体肥大、副鼻窦炎功效。

15. 桥弓

位 置

在颈部两侧，沿胸锁乳突肌成一条直线。

手 法

用拇指或食指、中指螺纹面相对用力，在胸锁乳突肌患处进行揉捏、提按、提拿；用食指、中指沿桥弓穴从上往下直推，称推桥弓；用刮痧板自上往下刮称刮桥弓。

功 效

活血化瘀、利咽通窍。

适应症

小儿肌性斜颈。推桥弓对扁桃体肿大、副鼻窦炎、腺样体肥大有效。

第三节 胸腹部穴位

1. 天突

位 置

在胸骨切迹上缘，正中凹陷处。

手 法

用中指端揉称揉天突；用中指端点按称点按天突；用双手拇指食指相对挤捏，令局部发红，称为捏挤天突。

功 效

催吐、排痰、止咳、平喘。

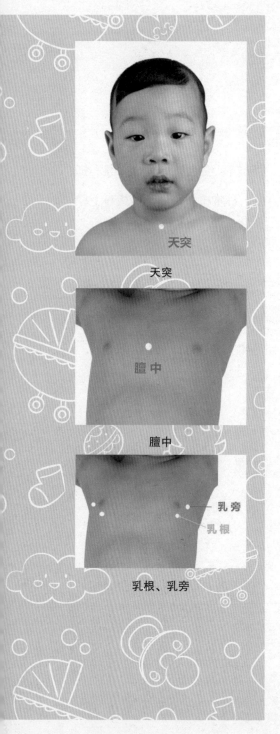

天突

膻中

乳根、乳旁

咳嗽、痰喘。在痰涎壅盛之时，可以进行点按催吐。咽炎及慢性扁桃体炎、扁桃体红肿、疱疹，并在天突穴处取痧。

2. 膻中

位　置

胸骨正中，两乳头连线与任脉交汇处。

手　法

用中指端揉称揉膻中；用两拇指自膻中向两侧乳头分推，称分推膻中；用食指、中指或大拇指自膻中穴处向下推至中脘处，称下推膻中。

功　效

止咳、化痰、平喘、胸闷。膻中为气之会穴。

适应症

咳嗽、胸闷、喘促、哮喘。痰咳分推膻中，干咳下推膻中。

3. 乳根

位　置

乳头之下，胸肋骨之间隙处。

手　法

用食指或中指端揉乳根。

功 效

化痰、止咳。

适应症

风寒感冒引起的咳嗽、喘促、痰粘。

4、乳旁

位 置

乳头外侧肋间隙处。

手 法

以两手食指或中指端揉，称揉乳旁。

功 效

止咳、化痰、宽胸理气。

适应症

外感风寒感冒引起的咳嗽、喘促、胸闷。

5. 胁肋（也称搓摩胁肋）

位 置

从腋下两肋至平天枢穴处。

手 法

用两手掌自两侧腋下快搓慢移至天枢穴处，也称搓摩胁肋。

功效

开胸、化痰、去积滞。

适应症

痰涎壅盛引起的咳嗽症；积食引起的

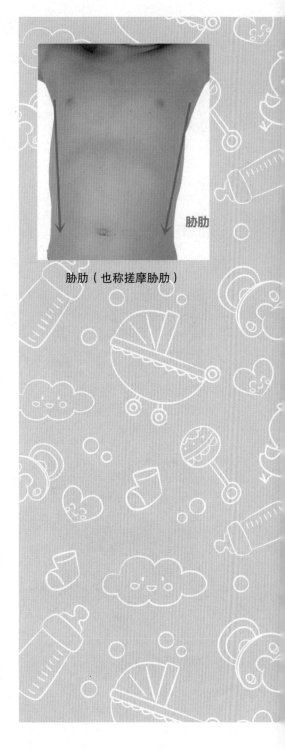

胁肋（也称搓摩胁肋）

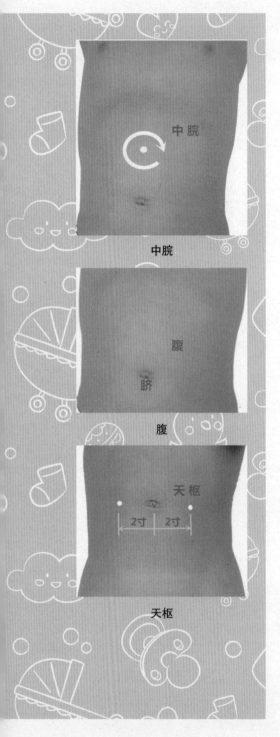

中脘

腹

天枢

咳喘症、肝郁气滞引起的胸胁痹痛等症。

6. 中脘

脐正中直上4寸，胸骨下端剑突与脐连线的中点。

用指端或掌根揉称揉中脘；用四指或掌心摩中脘称摩中脘；自天突推向中脘，称为下推中脘；自中脘向上推至天突，称为上推中脘。

揉、摩中脘健脾胃、消积滞；下推中脘，降气、止呕；上推中脘，逆气、催吐。

腹胀、腹痛、泄泻、呕吐、肠系膜淋巴结肿大。

7. 腹

整个腹部，将胸廓肋骨下缘至腹股沟耻骨联合上部，全部属于腹部。

①用两手拇指自剑突下，沿肋弓边缘至中脘至脐，向两旁分推称分推腹阴阳；

②用掌面或者四指顺时针或逆时针摩腹，称摩腹；

③用手掌自胸骨下端往下直推，称为下推腹；

④用大鱼际、小鱼际或掌根在腹部进行按揉，称为揉腹；

⑤用手掌自腹部一侧向另外一侧推按，再拉回，反复操作称为荡腹；

功　效

健脾、和胃、消食、化积促进肠道蠕动提升腹部阳气。

适应症

脾胃消化吸收系统。例：恶心、呕吐、便秘、腹泻、厌食、腹痛、腹胀等。

8. 脐（神阙）

位　置

肚脐中。

手　法

用中指端或掌根揉，称揉脐；用掌根，或手掌面摩称摩脐；逆时针方向揉摩为补，顺时针方向揉摩为泻，顺逆各半来回操作谓之平补平泻。

功　效

逆揉为补，有温阳、散寒、止泻之功效。顺揉为泻，具有促进肠道蠕动、清热、泻火之功效。

适应症

逆揉脐多用于寒泻、脾虚泻、脾肾阳虚泻。顺揉脐多用于便秘、大便前干后稀、乳食停滞、舌苔发厚、有口气等症。

9. 天枢

位　置

神阙穴旁开2寸。属足阳明胃经。

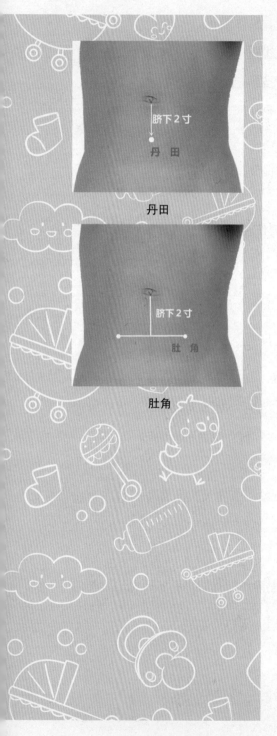

丹田

肚角

手　法

用拇指、食指、中指端揉称揉天枢；用食指、中指点颤揉称揉颤天枢。

功　效

疏通肠腑、理气消滞。

适应症

腹胀、腹痛、腹泻、积滞。

10. 丹田

位　置

脐下2寸。

手　法

用大拇指、食指、中指揉称揉丹田；用大小鱼际摩，称摩丹田。

功　效

温补下元、温阳补肾。

适应症

尿频、尿失禁、遗尿。小儿先天性肾阳不足和脾阳不足引起的手脚发凉、汗多、发育迟缓症。

11. 肚角

位　置

脐下2寸，旁开2寸，小腹部筋膜处。

手　法

用拇指、食指相对用力捏住皮肤，向

上提拿，一拿一松谓之一次，操作三次。

功　效

消胀、止腹痛。

适应症

腹痛。此法刺激性较强，宝宝多哭闹，建议最后操作。

第四节　腰背部穴位

1. 大椎

位　置

第七颈椎下凹陷中。

手　法

用中指端揉，称揉大椎；用食指、大拇指捏挤称捏挤大椎；用刮痧板刮称刮大椎。

功　效

清热、利咽、发汗。

适应症

咽部红肿、疼痛、发热、颈项痛。

2. 肩井

位　置

在大椎与肩峰连线中点，肩部筋肉处。

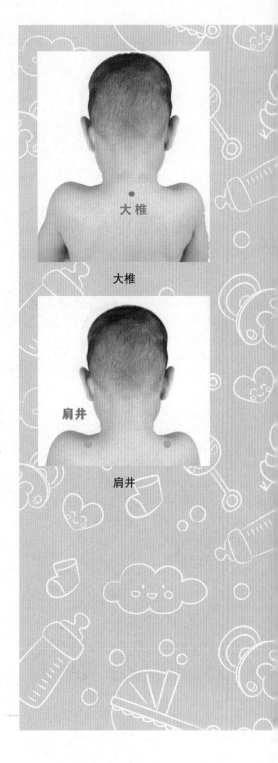

大椎

肩井

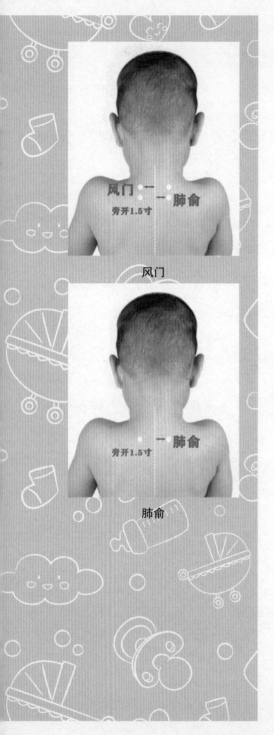

风门

肺俞

用拇指与食指用力提拿，称拿肩井；用拇指、食指按揉称按揉肩井。

功　效

通一身之气血、发汗、解表。

适应症

本法为总收法，适用于所有症状。

3. 风门

位　置

第二胸椎棘突下旁开1.5寸。

手　法

用两拇指、食指、中指端揉风门穴，称揉风门；用鱼际擦风门称擦风门；用大拇指、食指捏挤风门处取痧，称捏挤风门。

功　效

止咳、平喘、祛痰。

适应症

感冒、咳嗽、喘促。

4. 肺俞

位　置

第三胸椎棘突下旁开1.5寸，在肩胛骨内侧缘顶端下一分处。

手　法

①用拇指、食指、中指指端揉肺俞称

揉肺俞；

②用大拇指沿肩胛骨内侧缘，从上向下分推称为推肺俞，或称分推肩胛骨；

③用手掌面大鱼际或小鱼际搓擦肺俞，称擦肺俞；

④用大拇指、食指在肺俞穴处取痧称捏挤肺俞。

功　效

止咳、平喘、祛痰。

适应症

外感内伤引起的咳嗽、喘促、胸闷、支气管炎、支气管肺炎、支气管哮喘、百日咳等。

5. 脾俞

位　置

第11胸椎棘突下旁开1.5寸。

手　法

用两手拇指螺纹面或食指、中指指端螺纹面在脾俞穴揉，称揉脾俞；用大鱼际、小鱼际或者掌跟擦，称擦脾俞。

功　效

健脾、益气。

适应症

呕吐、腹泻、疳积、食欲不振，睡卧

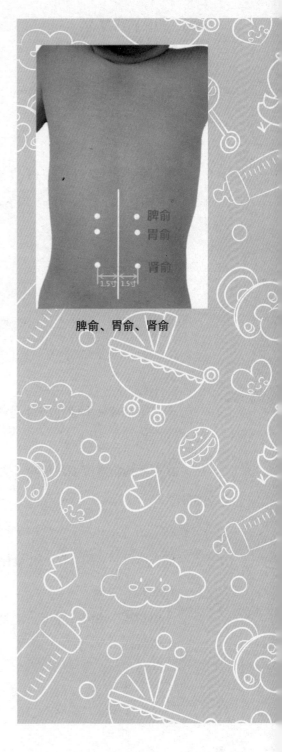

脾俞、胃俞、肾俞

露睛，腹胀腹痛等症。

6. 胃俞

第12胸椎棘突下旁开1.5寸。

手　法

用两手拇指螺纹面或一手食指、中指端在胃俞穴揉，称揉胃俞；用大鱼际、小鱼际搓擦，称擦胃俞；用大拇指、食指捏挤取痧，称捏挤胃俞。

功　效

补益胃气、降逆、和胃。

适应症

呕吐、口气、消化不良、呃逆腹胀。

7. 肾俞

位　置

第二腰椎棘突下旁开1.5寸，肾俞穴平命门穴处。

手　法

用两手拇指螺纹面在肾俞穴揉，称揉肾俞；用大鱼际、小鱼际擦肾俞，称擦肾俞。

功　效

固本培元、滋阴壮阳、补益肾元。

适应症

小便频数、遗尿、腹泻、腰酸困痛、手脚发凉、个头矮小等症。

8. 脊柱

位　置

大椎至龟尾成一条线。

手 法

用食指、中指自上而下直推称推脊柱；用捏法自下而上捏，称捏脊法；用大拇指，以一指禅手法沿脊柱和两侧膀胱经做一指禅放松法。

功 效

强脏腑、通经络、理气血、调阴阳、强身健体。

适应症

①捏脊有强身健体的功效，是小儿保健常用手法。

②推脊柱有轻推脊和重推脊，轻推脊安神；重推脊清热。

9. 七节骨

位 置

第四腰椎至尾椎骨端成一直线。

手 法

用拇指桡侧面或食指、中指指面自上而下直推，为下推七节骨；反之为上推七节骨。

功 效

上推七节骨，能提能升能补、具有温阳止泻的功效。下推七节骨能清、能泻，具有泻热、通便的功效。

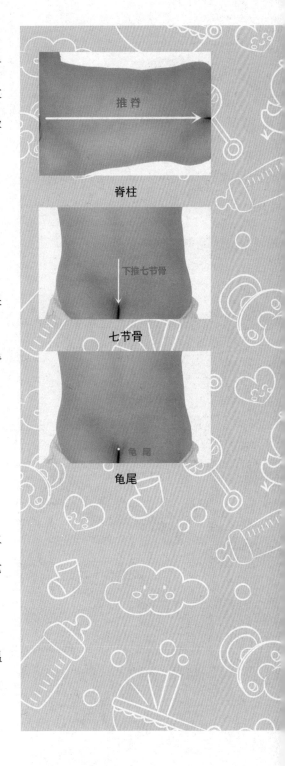

脊柱

七节骨

龟尾

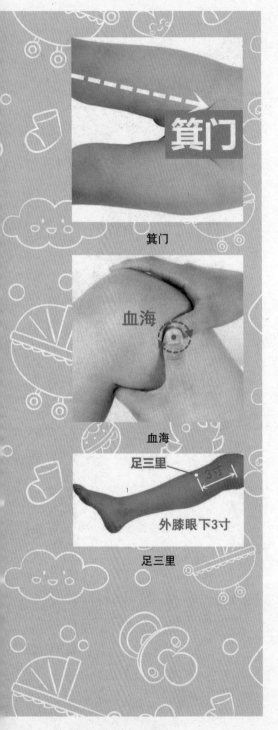

箕门

血海

足三里
足三里
外膝眼下3寸

脾虚泻、寒泻，便秘、湿热、泻痢。

10. 龟尾

位　置：尾椎骨端内侧。

术者用大拇指和中指端揉、颤，称揉颤龟尾。

通调大肠。

泄泻、便秘均可用之。

第五节　下肢部穴位

1. 箕门

大腿内侧，膝盖上缘至腹股沟成一直线。

术者用食指、中指指面，自膝盖内侧上缘至腹股沟直推，称推箕门；术者用大拇指、食指、中指、无名指、小指相对提拿，从膝至腹股沟来回操作，称拿箕门。

清热、利尿、滋阴。

遗尿，小便频数，小便赤涩不利，发热。

2. 血海

膝上内侧肌肉丰厚处，髌骨内侧端上2寸，股内侧肌肉隆起处。术者用小儿手心按膝髌骨中点，四指按膝盖正上侧腿部，大拇指和食指呈45度夹角，大拇指尖按处即为血海。

用拇指、食指按揉称揉血海。

清血利湿。

湿疹、皮肤瘙痒、下肢麻痹等症。

3. 足三里

小腿外侧，犊鼻下3寸，旁开1寸，犊鼻与解溪连线上。

术者用拇指端按揉称按揉足三里。

健脾、和胃、调中理气。

足三里为小儿保健常用穴位，有强壮筋骨的功效。呕吐、腹泻、消化不

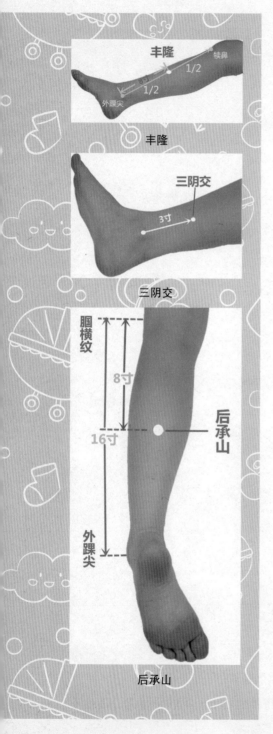

丰隆

三阴交

后承山

良、腹胀、腹痛、舌苔厚、有口气等症。

4. 丰隆

位 置

外踝尖上8寸，股骨前缘外侧1.5寸，胫腓骨之间。

方 法

用拇指或中指端揉，称揉丰隆。

功 效

祛痰、化痰。

适 应 症

咳嗽、痰粘、痰喘。

5. 三阴交

位 置

内踝尖直上3寸。

手 法

用拇指端和食指端揉称揉三阴交。

功 效

调水道、疏下焦、利湿热。

适 应 症

遗尿、小便频数、外阴瘙痒红赤。

6. 后承山

位 置

在腓肠肌交界之尖端人字形凹陷处。

术者用中指指端在后承山处稍用力弹拨或拿，称拿后承山；用食指、中指、无名指、小指自后承山处向脚跟方向推，称推后承山。

功 效

降气清热。

适应症

惊吓、烦躁不安、夜卧不宁、气逆不降。

7. 涌泉

位 置

足掌心前1/3与后2/3交接处的凹陷中。

手 法

用拇指在涌泉穴揉称揉涌泉；用大拇指自涌泉穴向脚趾端推称推涌泉；用大拇指甲掐涌泉，称掐涌泉；用针点刺放血称刺涌泉。

功 效

引热下行，引火归元。

适应症

发热、五心烦热、烦躁不安、夜啼、湿热或者虚热之症。

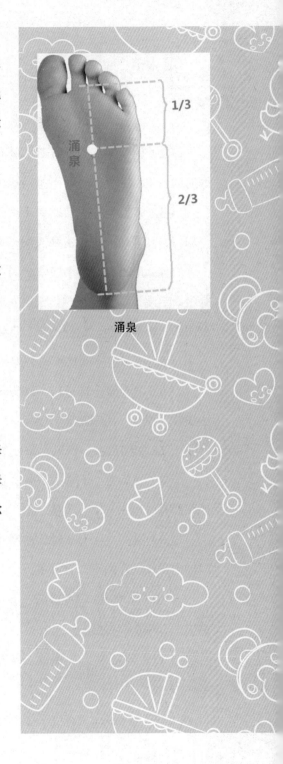

涌泉

第六节 穴位总结

（1）四大能量穴位：推三关、清天河水、取天河水、退六腑；

（2）调气类：内外八卦、肺经、清板门、左右端正、天柱骨、摩腹、搓摩胁肋、肃肺、七节骨、下推后承山；

（3）解表类：头面四大手法、风池、风府、清天河水、三关、一窝风、二扇门、列缺、迎香、黄蜂入洞、大椎、肩井；

（4）止咳类：掌小横纹、天门入虎口、离至乾宫顺逆掐、乾宫逆顺揉、肺经、定喘、肺俞、风门、天突、膻中、乳旁乳根、丰隆、分阴合阴阳、分阳合阴阳、搓摩胁肋、猿猴摘果、点痰法；

（5）痰喘类：同揉天突和内关、膻中、定喘、缺盆、肃肺法；

（6）消积滞：揉板门、脾胃俞、四横纹、大肠、清胃、中脘、足三里、小横纹、捏脊、搓摩胁肋、天枢；

（7）腹痛类：一窝风、拿肚角、揉中脘、揉板门、脾俞、天枢；

（8）便秘类：下推七节骨、揉脐、清大肠、清肺、倒捏脊、龟尾、膊阳池配照海、运水入土、天枢、退六腑、开谷道、荡腹、下推腹；

（9）腹泻类：七节骨、逆摩腹、推大肠、龟尾、运土入水、逆揉脐、板门推向横纹、左端正、合谷道；

（10）呕吐类：清板门、天柱骨、天突推至中脘、下推七节骨、下推后承山、右端正、胃经；

（11）口疮类：小横纹、天柱骨、总筋、肾经、心经、小肠经、内劳宫；

（12）湿疹类：血海、三阴交、肝俞、太溪；

（13）温中健脾：一窝风、外劳宫、补脾、中脘、脾胃俞、揉板门、足三里、脾经；

（14）温补下元：丹田、肾俞、命门、肾经、二人上马；

（15）清热利尿：小肠、箕门、三阴交；

（16）滋阴清热：总筋、退六腑、内劳宫、涌泉、推箕门、补肾阴、清板门、清大小肠、揉二人上马、推脊、天柱骨、搓擦百会、桥弓、取天河水、清肝经、心经、清肺经、清脾经、海底捞明月、打马过天河；

（17）镇惊安神：捣小天心、神门、五指节、后承山、百会、肝经、内劳宫、抱头摇耳、凤凰展翅；

（18）固表止汗：揉肾顶、补脾经、三关、外八卦、擦风池风府；

（19）惊厥抽搐：十宣、老龙、人中、分筋法、威灵、精宁。

第七节　能量思想四步组方

核心规则：调阴阳　调气机　归脏腑　用效穴

一、调阴阳

任何疾病的发生，都是物质和能量失去了平衡。从中医角度讲是阴阳失去了平衡。什么是寒，什么是热，什么是平衡？正常、健康的情况下，温度是36.4度。35.4度以下为凉为寒，37.5度以上为温为热。寒热的概念一定是以一个温度为基础引出的寒热。

例：小朋友打喷嚏、流清鼻涕、咳嗽，没有发烧。但这个小朋友的物质和能量失去了平衡。人是一个圆状体，有皮肤、肌肉、血脉、脏腑。人体内部的温度和体表的温度是不一样的。调阴阳是以人腋下温度为基础的寒热温凉。

体表受寒时体表的温度下降，体表水气转化为水湿。人体70%是水份，如果外界的温度较高，人体向外散发的热量就是以热气的形式散发。如果外界的温度很低，人体向外散发的热气就会变成水湿。水湿通过鼻腔外流就为鼻涕，属风寒感冒的特征。热来驱寒，选择能量温热的穴位驱寒。如：一窝风、二扇门、风池风府、分推肩胛骨等祛寒邪的穴位，治疗外感风寒引起的症状。

穴位、能量、症状进行三位一体对应，方能在推拿过程中随心处方。要通过穴位推拿，调整自身的阴阳平衡。人体上有些穴位能产生温热类的能量，有些穴位能产生寒凉类的能量。例：一窝风，外劳宫、三关具备温热的能量，能解表、散寒、温热。

人生病往往表现为阳盛、阳虚、阴盛、阴虚；对应在人体穴位就有四大长线性穴位六腑、三关、清天河、取天河是寒热温凉四性。就可以从整体上调节人体的阳盛、阳虚、阴盛、阴虚四种能量状态，让人体恢复到阴平阳秘的状态，也就是阴阳和百病乃康。

二、调气机

人的身体是由呼吸之气和饮食之气构成，气在人身体内循环无端，息息周流不停。若人生病，必然气机壅塞，周流不畅，进而引起各脏腑功能的失调，例：腑气不通则便秘，胃气不降则呕吐，肺气不宣则恶寒、咳嗽。

人体受寒或受热以后，会产生湿，湿聚而为痰，百病痰作怪。人身体的气机循环不需要痰的存在。如：肺主宣发肃降，痰阻气道，肺气当宣不宣，当降不降就会表现为气机逆乱开始咳嗽。调气机穴位八卦穴，顺运升散，逆运潜降；推天柱骨降逆；天突推向中脘降气；左端正升清止泻、右端正降逆止呕；顺摩腹通便、逆摩腹止泻；七节骨向上止泻、七节骨向下通便；后承山降气。清肺、清肝、清心、清脾等对脏腑的气机有调节的功效。都是对气机逆乱进行调整的穴位。

三、调脏腑

任何病症都有其症状，通过对其症状有效的分析归纳后可以用"藏象学说"的原理。对应找出患儿身体是何脏何腑功能形态失调，进而运用小儿身体穴位中的五经穴、脏腑俞穴，来归脏腑进行有效调理。例咳嗽归肺、脾二脏，受惊归肝、心二脏等。

四、用效穴

任何症状都有其特性。人的身体非常神奇，对应某种症状总是有一个或几个穴位对这个症状有特殊的见效快的治疗功效，这种特殊的治疗功效就叫效穴。例：二人上马对久热症；一窝风对腹痛；掌小横纹对咳嗽；天突推向中脘对呕吐。

四步组穴应用了中医八纲辨证、一气周流、藏象学说、六经辨证的部分内容，进而形成了独特的小儿推拿治疗体系。儿推师就可以轻松学习，快速掌握规则，组成有效的治疗方案以应对各种小儿疾患。

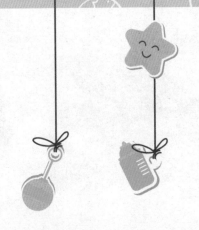

第六章 常见病症推拿调理

第一节 感冒

感冒是指因感受外邪而致的以鼻塞、流涕、咳嗽、头身疼痛为特征的外感病证。感冒可发生于任何年龄和季节，但春季、秋季最多。

一、风寒感冒（病毒）

1. 轻症期　能量特性　凉

【症状】少量清水涕、**鼻孔前略红**、偶咳、偶尔喷嚏、头身不舒、无汗、舌苔薄白、脉浮、指纹红。

【治则】疏风解表、温肺散寒。

【组方】（穴位推拿次数：周岁内20-100次，周岁上：50-200次）

清肝经、清肺经、一窝风、拿列缺、搓擦风池风府（50-100次）、头面四大手法（开天门、推坎宫、运太阳、揉耳后高骨）30-50次、黄蜂入洞、肺俞、膻中、分推肩胛骨、拿肩井3-5次。

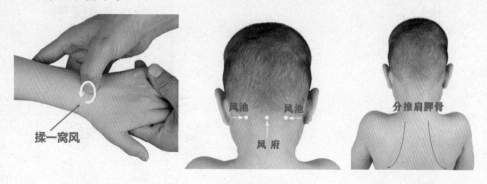

揉一窝风　　　　　　　　搓擦风池、风府　　　　　　　分推肩胛骨

【饮食能量】

忌食：海鲜、凉开水、冷饮、大量的肉食和肉汤。

宜食：米饭、馒头、面条、奶粉、各种稀饭、食少为主，葱白白萝卜煮水小口喝。两周岁以上的孩子喝温水、泡脚，让孩子微微出汗。

【呼吸能量】

①上身衣服略微加厚，头部微汗出。

②室内温度21-25度，建议有阳光时外出活动。

请登录"易和小儿推拿"微信公众号，观看《风寒感冒（病毒轻症）》视频临床操作及更多中医内容。

2. 重症期　能量特性　寒

【症状】喷嚏、咳嗽、涕泪俱下、鼻孔前明显发红、头身重痛（多哭闹）、鼻塞、手微凉、耳冷、无汗、白天和晚上入睡前鼻塞，睡熟后鼻子通，阵发性咳嗽，舌苔白腻、脉浮、指纹青红。

【治则】疏风解表、温肺散寒止咳。

【组方】（穴位推拿次数：周岁内20-100次，周岁上：50-200次）

推三关、清天河水、退六腑（24次）、分阳合阴阳、一窝风、外劳宫、清肝经、清肺经、补脾经、揉板门、顺运八卦、掌小横纹、二扇门、掐揉、搓擦风池风府、头面四大手法（开天门、推坎宫、运太阳、揉耳后高骨）30-50次、揉迎香、黄蜂入洞、定喘、风门、肺俞、分推肩胛骨、正捏脊（10次）、乳旁乳根、膻中、拿肩井3-5次。

【亲人简方】

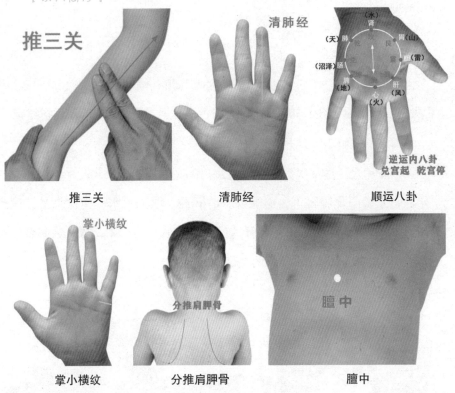

推三关　　　　　　清肺经　　　　　　顺运八卦

掌小横纹　　　　分推肩胛骨　　　　膻中

【饮食能量】

忌食：海鲜、肉食和肉汤，凉开水、冷饮、水果等或温度低于40度的食物。

宜食：米饭、馒头、面条、奶粉、各种稀饭、食少为主。

【呼吸能量】

①用生姜捣汁，沿脊柱搓擦5-10分钟，以后背微微发红、发热为度。

②两周岁以上的小儿用紫苏叶煮水泡脚，两周岁以下小儿用手捂住囟门30

分钟左右，均让小儿微微出汗。

③上身衣服加厚，头身汗出。室内温度21-25度，不建议外出活动。

请登录"易和小儿推拿"微信公众号，观看《风寒感冒（病毒重症）》视频临床操作及更多中医内容。

二、风热感冒（细菌）

1. 轻症期　能量特性　温

【症状】微出汗、晚上略微鼻塞、呼吸气粗、喷嚏、浊白涕或黄涕、偶咳、舌尖略红、手温、唇干、咽部略红、脸色微红、舌苔薄黄、脉浮、指纹紫。

【治则】疏风解表、清热止咳。

【组方】（穴位推拿次数：周岁内20-100次，周岁上：50-200次）

分手阴阳（阴重阳轻）、清肺经、清肝经、取天河水、逆揉总筋、四横纹、逆运内八卦、头面四大手法（开天门，推坎宫，运太阳，揉耳后高骨）50次、肺俞、倒捏脊（10次）、涌泉、拿肩井3-5次。

【亲人简方】

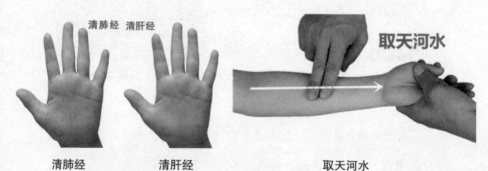

清肺经　　　　　清肝经　　　　　　　取天河水

【饮食能量】

忌食：高热量的食物（例如海鲜、肉汤）。

宜食：米饭、馒头、面条、奶粉、各种稀饭。川贝梨煮熟后服用，（川贝：周岁以下用1克，周岁以上用3克。梨：一个），小儿适当多饮水。

【呼吸能量】

①衣服略单薄。

②室内温度20–25度，建议多活动。

请登录"易和小儿推拿"微信公众号，观看《风热感冒（细菌轻症）》视频临床操作及更多中医内容。

2. 重症期　能量特性　热

【症状】咳嗽、黄痰、喷嚏、汗多、晚上鼻塞不通、黄涕或黄鼻痂、脸红、咽红或化脓、舌红或紫红、唇燥、气促、手心热、大便干、神烦、舌苔黄腻、脉浮数、指纹青紫。

【治则】解表清热、止咳祛痰。

【组方】（穴位推拿次数：周岁内20–100次，周岁上：50–200次）

清肺经、清肝经、清板门、清大肠、取天河水、逆揉总筋、退六腑、内劳宫、掌小横纹、逆运八卦、推四横纹、小天心、神门、揉膻中、天柱骨、肺俞、风门、倒捏脊、丰隆、拿肩井3–5次，膻中肺俞取痧。

【亲人简方】

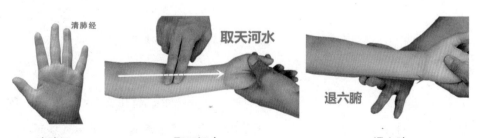

清肺经　　　　　取天河水　　　　　退六腑

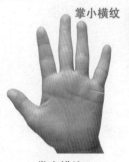
掌小横纹

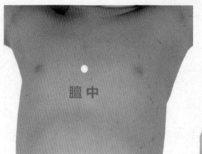
揉膻中

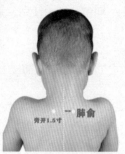
肺俞

【饮食能量】

忌食：高热量的食物（例如：海鲜、肉汤、枸杞、桂圆、蚕蛹等）。

宜食：米饭、馒头、面条、奶粉、各种稀饭。川贝梨煮熟后服用，（川贝：周岁以下用1克，周岁以上用3克。梨：一个），小儿多饮水。

【呼吸能量】

①衣服单薄。

②室内温度18-24度，建议多活动。

③小儿在家不建议睡火炕、电热毯、毛毯，不建议铺的太厚。

请登录"易和小儿推拿"微信公众号，观看《风热感冒（细菌重症）》视频临床操作及更多中医内容。

三、内热表寒感冒咳嗽（反复上呼吸道感染、支气管炎）

能量特性　内温热外凉寒

【症状】清粘鼻涕、白鼻涕、黄鼻涕交替出现，鼻孔前不红，咳嗽、喷嚏、痰粘、有汗，晨起咳嗽多；白天咳嗽、晚上偶尔咳嗽，晚上鼻塞或呼吸气粗，睡卧不稳，咽红、舌质红、舌苔白腻厚、脉浮、指纹青紫。

【治则】解表散寒、清热止咳。

【组方】（穴位推拿次数：周岁内20-100次，周岁上：50-200次）

清肺经、清肝经、推三关（24次）、取天河水、退六腑、分阳合阴阳、分阴合阴阳、顺逆运八卦、推四横纹、清大肠、揉板门、掌小横纹、揉擦风池风府、头面四大手法、肺俞、膻中、乳旁乳根、丰隆、拿肩井3-5次。

【亲人简方】

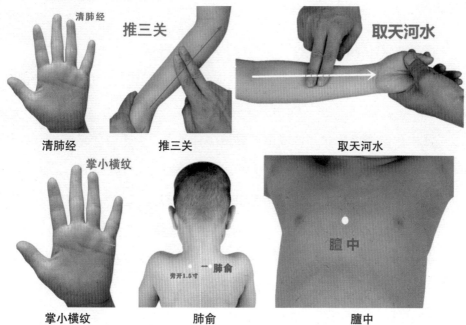

清肺经　　　　　　推三关　　　　　　　取天河水

掌小横纹　　　　　肺俞　　　　　　　　膻中

【饮食能量】

忌食：海鲜、奶制品饮料（酸奶、爽歪歪等）、糖、果冻、巧克力、夹心饼干、肉类少量。

宜食：饮食清淡（例如：馒头、米饭、菜等）。葱白（5厘米长）白萝卜五片（1厘米厚）煮水喝，小口频饮。

【呼吸能量】

①衣服按照四季温度变化而增减，以头部微汗出为佳。

②室内温度20-25度，不能铺的太厚，建议多活动。

请登录"易和小儿推拿"微信公众号，观看《内热表寒感冒咳嗽（支气

管炎 细菌病毒）》视频临床操作及更多中医内容。

四、表寒肺热痰湿复杂咳嗽（支气管炎、肺炎、过敏性咳嗽）

能量状态　湿热寒湿交杂

【症状】

①风寒感冒表证的症状：清粘白涕、喷嚏、清粘痰、头身痛、咳嗽。

②肺热的症状：头、颈部或后背有明显出汗，唇红、舌尖发红、咽部略红、手心微温或透热。

③中焦淤滞的症状：咳嗽呕吐黏液多伴乳食，咳嗽时顿首或有腹部抽动，舌苔白腻多发厚，食欲不佳易干呕，睡卧不稳。

【治则】解表散寒、清肺热　健脾导滞、祛痰湿。

【组方】（穴位推拿次数：周岁内20-100次，周岁上：50-200次）

分手阴阳、小天心与一窝风对揉、清肺经、清肝经、清天河水（24次）、取天河水、补肾阴、分阴合阴阳、推三关、补脾经、揉板门、逆运内八卦、推四横纹、掌小横纹、清大小肠、捣小天心、揉擦风池、风府、风门、肺俞、搓擦后背、开天门、推坎宫、揉太阳、耳后高骨、迎香、黄蜂入洞、点揉膻中、分推膻中、下推膻中、顺摩腹、下推腹、丰隆、肩井。

【亲人简方】

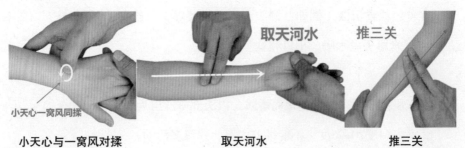

小天心一窝风同揉

小天心与一窝风对揉　　　　**取天河水**　　　　**推三关**

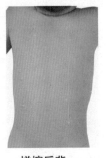
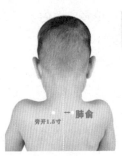
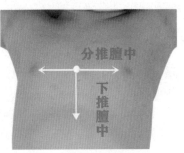

搓擦后背　　　　　　揉肺俞　　　　　　分推下推膻中

【饮食能量】

忌食：易过敏高热量的食物如海鲜，鸡汤，牛尾汤等肉汤；辛辣的食物如辣椒，胡椒等。所有过酸、过辣、过甜、过咸的食物，包括海苔、辣条、辣棒、爽歪歪、咸菜等。不建议吃凉的饭菜或隔夜饭菜或隔顿奶。

宜食：米饭、馒头、面条、蔬菜、奶粉、各种稀饭、面糊糊、土豆丝。多喝各种类型蔬菜汤。

【呼吸能量】

①衣服适中，头身略微出汗。远离过敏源如：塑料爬行垫、毛绒玩具、带香味的植物或花、新买的家具、书籍、妈妈的化妆品、下水道反味、墙角发霉等。

②室内温度20-25度，开窗通风保持室内空气清新，建议多活动。

③小儿居家注意不要保暖太过，不要捂的大汗淋漓。

④睡觉要离窗户1.5米以上。如果睡床，床垫上只能铺一个厚床单，不能铺毛毯；如果睡炕或榻榻米，炕或榻榻米和褥子之间加一个竹子凉席。

⑤在治疗期不能参加过于剧烈的体育活动，例如舞蹈、武术等。以免过度疲劳，但每天要进行30分钟以上的户外锻炼。

建议配合艾灸。

请登录"易和小儿推拿"微信公众号，观看《表寒肺热痰湿复杂咳嗽

（支气管炎 肺炎）》视频临床操作及更多中医内容。

第二节 发热

发热，体温异常升高，热程在一周以内为短期发热，持续一周以上为长期发热。一般正常体温为35.4–36.8度，高出正常体温一度以上即为发热。

一、外感风寒发热（病毒类型发热、不明病毒类型发热）

1. 轻症期 能量特性 凉

【症状】体温37–38.5度之间、畏寒、手微凉、耳微凉、头身略痛、唇红，咽舌鼻口腔微红、无汗、脉浮、指纹青红。

【治则】疏风解表、散寒退热。

【组方】（穴位推拿次数：周岁内20–100次，周岁上：50–200次）

一窝风、外劳宫、清肝经、清肺经、二扇门、揉板门、掐揉风池风府、加重头面四大手法（开天门、推坎宫、运太阳、揉耳后高骨）、正捏脊（10次）、拿肩井3–5次。

【亲人简方】

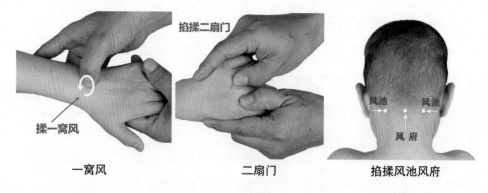

掐揉二扇门

揉一窝风

风池　风池

风府

一窝风　　　　　　二扇门　　　　　掐揉风池风府

【饮食能量】

忌食：海鲜、鸡蛋、猪头肉、各类肉汤、西瓜、凉开水、冷饮。

宜食：米饭、馒头、面条、奶粉、各种稀饭、蔬菜汤为主，温开水少量频饮。

【呼吸能量】

①用生姜捣汁，沿脊柱搓擦10分钟，以后背发红、发热为度。

②两周岁以上的小儿用紫苏叶煮水泡脚，两周岁以下小儿用手捂住囟门30分钟左右，均让小儿头颈出汗。

③衣服加厚，出汗。室内温度22-25度，适量活动。

请登录"易和小儿推拿"微信公众号，观看《外感风寒发热（病毒轻症）》视频临床操作及更多中医内容。

2. 重症期　能量特性　寒

【症状】体温38.5—41度、高热反复不退、形寒肢冷、高热时手凉或冷、耳朵凉、寒战、唇红艳或深红、咽部成点状红赤、舌红、出汗难、哭闹、乏力、脉浮数、指纹青红。（见下图血常规化验单）

项目名称	结果提示	参考范围	单位	项目名称	结果提示	参考范围	单
血清淀粉样蛋白A	68.00	0—10	10^9/L	嗜碱性粒细胞比率	0.40	0—1	%
白细胞	6.80	3.5—9.5	10^9/L	有核红细胞绝对值	0.06	0-0	
红细胞	4.61	3.8—5.8	10^12/L	有核红细胞百分比	0.90	0-0	
血红蛋白	122.00 ✓	115—170	g/L	C反应蛋白	1.00	0—10	mg/L
红细胞压积	37.00	35.2—46.7	%				
红细胞体积M	80.30 ↓	87.1—102.4	fL				
血红蛋白含量M	26.50	28—31	pg				
血红蛋白浓度M	330.00	296—325	g/L				
血小板	178.00	100—300	10^9/L				
红细胞大小SD	38.50	42—53.6	fL				
红细胞大小CV	13.50	12.2—15	%				
血小板体积分布宽度	9.60	9.6—15.2	fL				
血小板体积M	9.90	9.2—12.1	fL				
大型血小板比率	23.30	19.6—42.6	%				
血小板压积	0.18	0.19—0.4	μg/L				
中性粒细胞数	2.78	2.1—8.89	10^9/L				
淋巴细胞数	2.86	1.1—3.2	10^9/L				
单核细胞数	1.05 ↑	0.25—0.84	10^9/L				
嗜酸性粒细胞数	0.08	0.01—0.4	10^9/L				
嗜碱性粒细胞数	0.03	0—0.06	10^9/L				
中性粒细胞比率	40.90	39.7—71.2	%				
淋巴细胞比率	42.10	20—40	%				
单核细胞比率	15.41	3-8	%				
嗜酸性粒细胞比率	1.20	0—5	%				

【治则】疏风解表、散寒退热。

【组方】（穴位推拿次数：周岁内20-100次，周岁上：50-200次）

推三关、清天河水、退六腑（50次）、一窝风、外劳宫、清肝经、清肺经、补脾经、补肾阳、清大肠、掐揉风池风府、头面四大手法（开天门、推坎宫、运太阳、揉耳后高骨）、推天柱骨、正捏脊（10次）、顺摩腹、揉足三里、拿肩井3–5次。

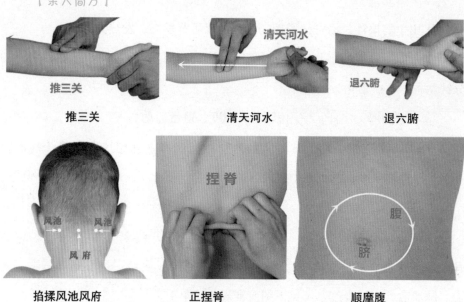

推三关　　　　　　　　清天河水　　　　　　　　退六腑

掐揉风池风府　　　　　　　正捏脊　　　　　　　　顺摩腹

【饮食能量】

忌食：海鲜、鸡蛋、猪头肉、各类肉汤、西瓜、凉开水、冷饮，饮食温度不建议低于40度，不建议过度饮食。

宜食：米饭、馒头、面条、奶粉、各种稀饭、蔬菜汤为主，温开水少量频饮。

【呼吸能量】

①用生姜捣汁，沿脊柱搓擦10–20分钟，以后背发红、发热为度。

②两周岁以上的小儿用紫苏叶或生姜煮水泡脚，两周岁以下小儿用手捂住囟门30分钟左右，均让小儿头颈出汗。

③衣服加厚，出汗。室内温度22-27度，适量活动。

请登录"易和小儿推拿"微信公众号，观看《外感风寒发热（病毒重症）》视频临床操作及更多中医内容。

二、外感风热发热（细菌类型发热、炎症发热）

1. 轻症期　能量特性　温

【症状】体温37.5-38.5度、舌红、唇红略干、咽红或深红、手心温热、黄涕或无或鼻塞、扁桃体红肿、脸略红、神烦、舌苔薄黄、脉浮数、指纹紫。

【治则】疏风解表、利咽清热。

【组方】（穴位推拿次数：周岁内20-100次，周岁上：50-200次）

清肺经、清肝经、取天河水、分阴、逆揉总筋、清板门、清大肠、清小肠、揉内劳宫、揉小天心、天柱骨、掐揉风池风府、倒捏脊（10次）、下推腹、下推后承山、拿肩井3-5次。

【亲人简方】

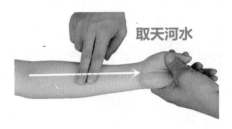
取天河水

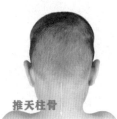
天柱骨

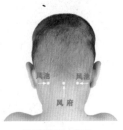
掐揉风池风府

【饮食能量】

忌食：高热量高蛋白的食物（例如：海鲜、肉汤、鸡蛋等）。

宜食：米饭、馒头、面条、奶粉、各种稀饭。小儿多饮温水。

【呼吸能量】

①衣服单薄。

②室内温度18-24度，建议适量活动。

③小儿在家不建议睡火炕、电热毯、毛毯，不建议铺的太厚。

请登录"易和小儿推拿"微信公众号，观看《外感风热发热（细菌轻症）》视频临床操作及更多中医内容。

2. 重症期　能量特性　热

【证状】体温38.5-41度、舌深红或有溃疡、唇红或燥裂、咽红赤或化脓或口疮、手心透热、脸色潮红、神躁不安、大便干或正常、小便黄、晚上鼻塞或气促、偶有黄涕、呃逆或厌食、舌苔厚腻、脉浮数、指纹紫。（见下图血常规化验单）

检验项目	结果	单位	参考范围	检验项目	结果	单位	参…
白细胞计数	11.5	↑10E9/L	3.5 - 9.5	血红蛋白	109	↓g/L	
淋巴细胞(%)	14.9	↓%	20.0 - 50.0	RBC分布宽度	15.6	↑%	
中性粒细胞(%)	80.9	↑%	40.0 - 75.0	红细胞压积	0.330	↓L/L	
单核细胞(%)	3.6	%	3.0 - 10.0	平均红细胞体积	96	fl	
中性粒细胞数	9.3	↑10E9/L	1.8 - 6.3	平均血红蛋白量	31.5	pg	
嗜酸性粒细胞(%)	0.5	%	0.4 - 8.0	平均血红蛋白浓度	328	g/L	
嗜碱性粒细胞(%)	0.1	%	0.0 - 1.0	平均血小板体积	——	fl	
淋巴细胞数	1.7	10E9/L	1.1 - 3.2	血小板分布宽度		%	
单核细胞	0.4	10E9/L	0.1 - 0.6	RBC分布宽度方差	53.7		
嗜酸性粒细胞	0.06	10E9/L	0.02 - 0.52	血小板计数	137	10E9/L	
嗜碱性粒细胞	0.01	10E9/L	0.00 - 0.60	血小板压积		L/L	
红细胞计数	3.5	↓10E12/L	3.8 - 5.1				

【治则】疏风解表、清热利咽。

【组方】（穴位推拿次数：周岁内20-100次，周岁上：50-200次）

清肺经、清肝经、取天河水、退六腑、分阴、补肾阴、逆揉总筋、清板门、清大肠、清小肠、内劳宫、小天心、神门、天柱骨、下推脊、顺摩腹、下推后承山、揉涌泉、拿肩井3-5次。（肺俞、天突、膻中、天柱骨取痧）

【亲人简方】

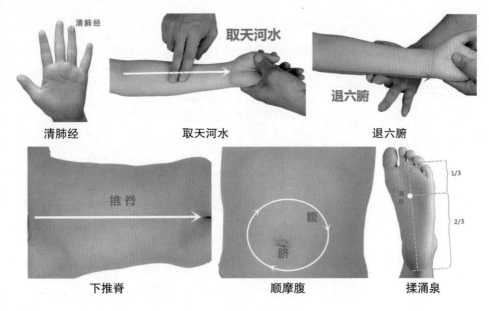

清肺经　　　　　　取天河水　　　　　　退六腑

下推脊　　　　　　顺摩腹　　　　　　揉涌泉

【饮食能量】

忌食：高热量高蛋白的食物（例如：海鲜、肉、肉汤、鸡蛋等）。

宜食：米饭、馒头、面条、奶粉、各种稀饭。葱白青萝卜煮水小口频饮。

【呼吸能量】

①衣服单薄。

②室内温度18-24度，建议适量活动。

③小儿在家不建议睡火炕、电热毯、毛毯，不建议铺的太厚。

请登录"易和小儿推拿"微信公众号，观看《外感风热发热（细菌重症）》视频临床操作及更多中医内容。

三、湿热寒湿交杂发热（细菌合并病毒双重感染发热）

能量特性　寒热温凉

【症状】体温37-41度之间、4-6个小时反复发热、有汗热不退或无汗热不退、无涕或清粘涕、脸红、咽红、扁桃体红肿或化脓或疱疹、咽痛、进食痛苦、神烦不安、舌质红、唇红、手冷或热、大便腻、舌苔厚腻、脉滑数、指纹青紫。（见下图血常规化验单）

项目	结果	参考值	单位
1 白细胞数	↑10.02	3.5-9.5	*10^9/L
3 中性粒细胞总数	3.41	1.8-6.3	*10^9/L
5 淋巴细胞总数	↑5.25	1.1-3.2	*10^9/L
7 单核细胞总数	↑1.31	0.1-0.6	*10^9/L
9 嗜酸细胞总数	0.05	0.02-0.52	*10^9/L
11 嗜碱细胞总数	0	0-0.06	*10^9/L
13 血红蛋白	126	115-150	g/L
15 红细胞平均体积	85.3	82-100	fL
17 平均血红蛋白浓度	328	316-354	g/L
19 RBC分布宽度CV	11.6	11-16%	%
21 血小板压积	↓0.11	0.17-0.35	mL/L
23 血小板分布宽度	16.8	9-17	fL
25 CRP(快检)	↑17.51	0-3	mg/L

项目	结果	参考值	单位
2 中性粒细胞百分比	↓34	40-75	%
4 淋巴细胞百分比	↑52.4	20-50	%
6 单核细胞百分比	↑13.1	3-10	%
8 嗜酸细胞百分比	0.5	0.4-8	%
10 嗜碱细胞百分比	0	0-1	%
12 红细胞数	4.51	3.8-5.1	*10^12/L
14 红细胞压积	38.5	35-45	%
16 平均血红蛋白含量	28	27-34	pg
18 RBC分布宽度SD	↓36.7	37-54	fL
20 血小板数	↓114	125-350	*10^9/L
22 大血小板比率	22.7	13-43	%
24 平均血小板体积	9.3	9-13	fL

【治则】健脾祛湿、滋阴清热。

【组方】（穴位推拿次数：周岁内20-100次，周岁上：50-200次）

推三关（24次）、清天河水（24次）、取天河水、退六腑、清肺经、清肝经、清胃经、清脾经、补脾经、补肾阴、清大肠、清小肠、清板门、内劳宫、小天心、神门、推四横纹、打马过天河、天柱骨、捏脊（正上7次倒下3次）、顺摩腹、揉中脘、揉足三里、揉涌泉、拿肩井3-5次。（肺俞、天柱骨、咽喉、膻中取痧）

【亲人简方】

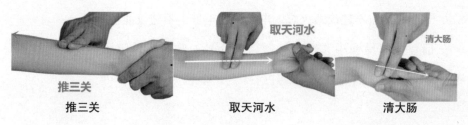

推三关　　　　　　取天河水　　　　　　清大肠

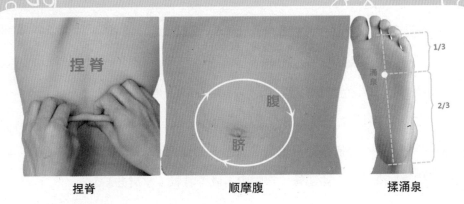

| 捏脊 | 顺摩腹 | 揉涌泉 |

【饮食能量】

忌食：高热量高蛋白的食物（例如：海鲜、肉、肉汤、鸡蛋等）。

宜食：米饭、馒头、面条、奶粉、各种稀饭。大蒜两瓣煮水小口频饮。

【呼吸能量】

①衣服不薄不厚，以头颈部微汗出佳。

②室内温度18-24度，小儿不在的房间开窗通风保持室内空气清新，建议适量运动。

③小儿在家不建议睡火炕、电热毯、毛毯，不建议铺的太厚。

请登录"易和小儿推拿"微信公众号，观看《湿热寒湿交杂发热（细菌合并病毒双重感染）》视频临床操作及更多中医内容。

第三节 咳嗽

呼吸系统有声无痰为咳，消化系统有痰无声为嗽，有声有痰谓之咳嗽。

一、外感风寒咳嗽

1. 轻症期　能量特性　凉

【症状】咳嗽、少量清水涕或鼻孔内、鼻孔前有白屑、偶见喷嚏、脸舌质唇正常、手指尖微凉、舌苔薄白、脉浮紧、指纹淡红。

【治则】疏风解表、宣肺止咳。

【组方】（穴位推拿次数：周岁内20-100次，周岁上：50-200次）

清肺经、清肝经、顺运内八卦、揉掌小横纹、掐揉二扇门、揉一窝风、推三关（60次）、揉肺俞、分推肩胛骨、头面四大手法（开天门、推坎宫、运太阳、揉耳后高骨）、揉迎香、揉膻中、乳旁乳根、拿肩井3-5次。

【亲人简方】

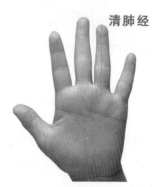

清肺经

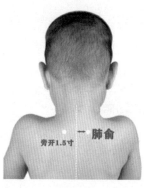

揉肺俞

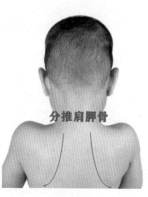

分推肩胛骨

【饮食能量】

忌食：海鲜、海苔、糖、巧克力、饮料等易过敏和刺激性食物。

宜食：米饭、馒头、面条、奶粉、各种稀饭、食少为主。

【呼吸能量】

①用生姜捣汁，沿脊柱搓擦5-10分钟，以后背微微发红、发热为度。

②两周岁以上的小儿用生姜煮水泡脚，两周岁以下小儿用手捂住囟门30分钟左右，均让小儿微微出汗。

③上身衣服加厚，头身微汗出。室内温度21-25度，不建议外出活动。

请登录"易和小儿推拿"微信公众号，观看《外感风寒咳嗽（轻症）》视频临床操作及更多中医内容。

2. 重症期　能量特性　寒

【症状】咳嗽、稀白痰粘或干咳痰少声嘶、咽痒声重、鼻流清涕多、鼻孔前往往发红、恶寒无汗、鼻塞、头身疼痛、手温或凉，阵发性咳嗽多伴憋气，咳时脸红，舌苔白腻、脉浮紧、指纹青红。

【治则】解表散寒、宣肺止咳。

【组方】（穴位推拿次数：周岁内20-100次，周岁上：50-200次）

清肺经、清肝经、顺运内八卦、推四横纹、揉掌小横纹、掐揉二扇门、揉一窝风、推三关、揉肺俞、风门、分推肩胛骨、头面四大手法（开天门、推坎宫、运太阳、揉耳后高骨）、揉迎香、揉膻中、乳旁乳根、丰隆、拿肩井3-5次。

【亲人简方】

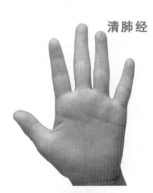

清肺经

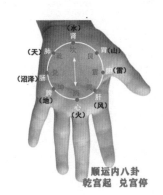

顺运内八卦

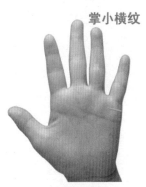

揉掌小横纹

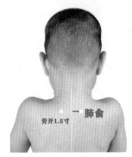

揉肺俞

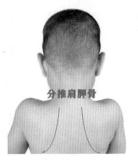

分推肩胛骨

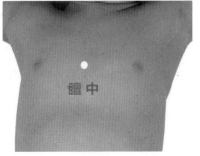

揉膻中

忌食：海鲜、海苔、糖、巧克力、饮料等易过敏和刺激性食物，温度低于40度的食物饮水。

宜食：米饭、馒头、面条、蔬菜、奶粉、各种稀饭、食少为主。

【呼吸能量】

①用生姜捣汁，沿脊柱搓擦5-20分钟，以后背发红、发热为度。

②两周岁以上的小儿用生姜或紫苏叶煮水泡脚，两周岁以下小儿用手捂住囟门30分钟左右，均让小儿微微出汗。

③上身衣服加厚，头身微汗出。室内温度21-27度，不建议外出活动。

请登录"易和小儿推拿"微信公众号，观看《外感风寒咳嗽（重症）》视频临床操作及更多中医内容。

二、外感风热咳嗽

1. 轻症期　能量特性　温

【症状】咳嗽、干咳痰少、咽略红、鼻流浊黄涕或鼻塞、舌尖红、手心温、有汗、舌苔薄黄、脉浮数、指纹紫。

【治则】解表散热、清肺止咳。

【组方】（穴位推拿次数：周岁内20-100次，周岁上：50-200次）

清肺经、清肝经、取天河水、逆运内八卦、清大肠、推天柱骨、揉肺俞、头面四大手法（开天门、推坎宫、运太阳、揉耳后高骨）（20-50次）、揉迎香、揉膻中、下推膻中、拿肩井。

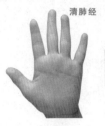
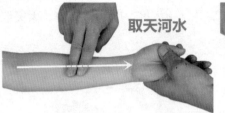
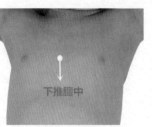

| 清肺经 | 取天河水 | 揉膻中，下推膻中 |

【饮食能量】

忌食：高蛋白易过敏的食物（例如：海鲜、肉汤、海苔、糖、巧克力、酸奶饮料等）。

宜食：米饭、馒头、面条、蔬菜、奶粉、各种稀饭。川贝梨煮水开十分钟以后晾温服用（川贝：周岁以下用1克，周岁以上用3克。梨：一个）。

【呼吸能量】

①衣服略单薄。

②室内温度18-24度，多开窗通风保持室内空气清新，建议适量活动。

③小儿在家不建议睡火炕、电热毯、毛毯，不建议铺的太厚。

请登录"易和小儿推拿"微信公众号，观看《外感风热咳嗽（轻症）》视频临床操作及更多中医内容。

2. 重症期　能量特性　热

【症状】咳嗽、干咳痰少痰黄、咽喉疼痛红赤、鼻流浊黄涕或鼻塞、口渴或干、舌质红或花剥苔、手心发热、出汗较多、舌苔黄腻或白腻、脉浮、指纹紫。

【治则】解表散热、清肺止咳。

【组方】（穴位推拿次数：周岁内20-100次，周岁上：50-200次）

清肺经、清肝经、取天河水、退六腑、补肾阴、逆运内八卦、由离宫倒掐至乾宫（10次）、推四横纹、揉掌小横纹、清大小肠、推天柱骨、揉肺俞、头面四大手法（开天门、推坎宫、运太阳、揉耳后高骨）（30-50次）、揉迎香、揉膻中、揉丰隆、拿肩井。（大椎、肺俞、膻中、天突取痧）

【亲人简方】

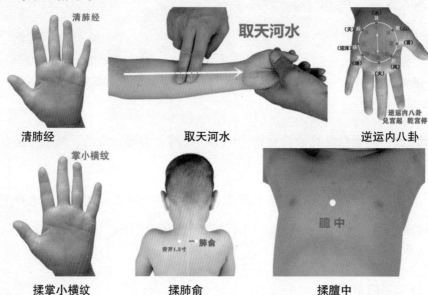

清肺经　　　　　　　　　取天河水　　　　　　　　　逆运内八卦

揉掌小横纹　　　　　　　揉肺俞　　　　　　　　　　揉膻中

【饮食能量】

忌食：高蛋白易过敏的食物（例如：海鲜、肉汤、海苔、糖、巧克力、酸奶饮料等）。

宜食：米饭、馒头、面条、蔬菜、奶粉、各种稀饭。川贝梨煮熟后服用（川贝：周岁以下用1克，周岁以上用3克。梨：一个）。

【呼吸能量】

①衣服单薄。

②室内温度18-24度，多开窗通风保持室内空气清新，建议适量活动。

③小儿在家不建议睡火炕、电热毯、毛毯，不建议铺的太厚。

请登录"易和小儿推拿"微信公众号，观看《外感风热咳嗽（重症）》视频临床操作及更多中医内容。

三、内伤肺热痰湿咳嗽（喘息性支气管炎、肺炎、久咳症）

能量特性 寒凉温热湿交杂

【症状】咳嗽、痰粘、声嘶痰鸣、清粘涕、浊白涕、黄涕交替出现或无、早晨咳嗽多、有汗发黏、阵发性咳嗽（多伴憋气，咳时脸红，呕吐）、腹部抽动、神倦乏力、唇舌发红、手热或凉、舌苔厚腻，脉滑、指纹红紫。

【治则】健脾祛湿，化痰止嗽。

【组方】（穴位推拿次数：周岁内20-100次，周岁上：50-200次）

清肺经、清肝经、补脾经、推三关（24次）、取天河水、退六腑、逆运内八卦、推四横纹、揉板门、清小肠、揉外劳宫、揉掌小横纹、天门入虎口、分阳合阴阳、分阴合阴阳、肃肺、揉肺俞、捏脊（正上7次倒下3次）、膻中、乳旁乳根、顺摩腹、揉中脘、揉足三里、揉丰隆、拿肩井3-5次。（肺俞、天柱骨、咽喉、膻中取痧）

【亲人简方】

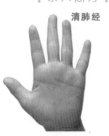

清肺经

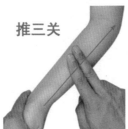

推三关

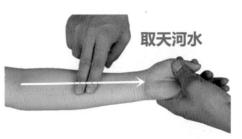

取天河水

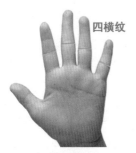

揉掌小横纹

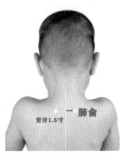

揉肺俞

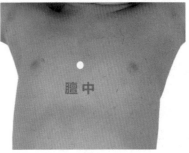

揉膻中

忌食：易导致过敏咳嗽的食物（例如：海鲜、肉汤、海苔、糖、巧克力、酸奶饮料等），不建议大量饮水。

宜食：米饭、馒头、面条、蔬菜、奶粉、各种稀饭。大蒜俩瓣捣碎煮水，水开十分钟以后，晾温小口频饮。

【呼吸能量】

①衣服适中，头身略微出汗。

②室内温度18-24度，多开窗通风保持室内空气清新，建议适量活动。

③小儿在家不建议睡火炕、电热毯、毛毯，不建议铺的太厚。

请登录"易和小儿推拿"微信公众号，观看《内伤肺热痰湿咳嗽（喘息性支气管炎 肺炎 久咳症）》视频临床操作及更多中医内容。

第四节　哮喘

哮喘的发生，内因肺、脾、肾三脏功能不足，痰饮内伏，在气候突变或接触异物等外因作用下，诱发本症发作。

一、寒性哮喘

能量特性　寒寒湿

【症状】咳嗽气喘、痰涎清稀、吐出的痰为粘白色、有泡沫，多伴随清涕，肢冷、舌淡、常突然发作，发作时，喉间痰鸣，呼吸急促，短暂性（1-30分钟）呼吸困难，常发生在后半夜。甚则张口抬肩，不能平卧，鼻翼翕动，口唇青紫，脉沉迟，指纹青红。

【治则】降气平喘，健脾补肾，温肺化痰。

【组方】（穴位推拿次数：周岁内20-100次，周岁上：50-200次）

补脾经、揉板门、揉一窝风、揉外劳宫、推三关、分阳、合阴阳、清天河水（30次）、清补清肺经、清肝经、逆运内八卦、推四横纹、揉掌小横纹、同时揉内关和天突、揉擦风池风府、揉定喘、揉肺俞、揉脾俞、肾俞、正捏脊、揉迎香、黄蜂入洞、揉膻中、揉中脘、揉丰隆、拿肩井。

【亲人简方】

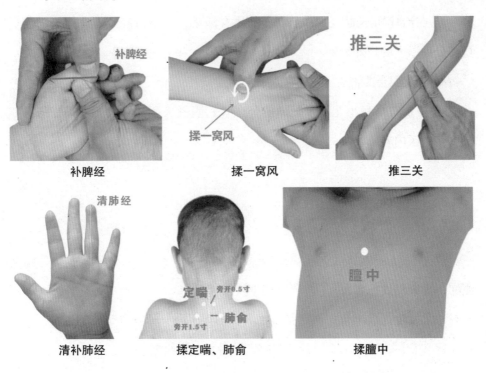

补脾经　　　　　揉一窝风　　　　　推三关

清补肺经　　　揉定喘、肺俞　　　　揉膻中

【饮食能量】

忌食：不建议吃易过敏食物如海鲜、海带、海苔等。天黑以后不建议吃肉、坚果等不易消化的食物，不建议吃高热量的食物如鸡汤，牛尾汤等肉汤；辛辣的食物如辣椒，胡椒等。不建议吃凉的饭菜或隔夜饭菜或隔顿奶。

宜食：米饭、馒头、面条、蔬菜、奶粉、各种稀饭、面糊糊、土豆丝等。建议饮食时食物和水的温度在40度以上为佳。

【呼吸能量】

①衣服适中，上衣略厚，注意背部及腹部保暖，头身略微出汗。

②室内温度20-25度，开窗通风保持室内空气清新，建议适量活动。

③小儿居家注意不要保暖太过，不要捂的大汗淋漓。

④睡觉要离窗户1.5米以上。如果睡床，床垫上只能铺一个厚床单，不能铺毛毯；如果睡炕或榻榻米，炕或榻榻米和褥子之间加一个竹子凉席。

⑤在治疗期不能参加过于剧烈的体育活动，以免过度疲劳，但每天要进行15分钟以上的户外锻炼。

⑥建议配合艾灸。

请登录"易和小儿推拿"微信公众号，观看《寒性哮喘》视频临床操作及更多中医内容。

二、热性哮喘

能量特性　热湿热

【症状】咳嗽哮喘、喉间痰鸣、吐出的痰为黄色或深黄发绿、**多伴随黄浊涕，常突然发作，发作时，喉间痰鸣，呼吸急促，短暂性（1-30分钟）呼吸困难，常发生在后半夜。甚则张口抬肩，不能平卧，鼻翼翕动。**脸、唇、舌发红、手心发热、烦躁不安、舌苔黄腻、脉滑数、指纹紫。

【治则】降气平喘，健脾补肾，清肺化痰。

【组方】（穴位推拿次数：周岁内20-100次，周岁上：50-200次）

清肺经、清肝经、取天河水、补肾阴、分阴、合阴阳、退六腑、推三关（50次）、水底捞明月、逆运内八卦、推四横纹、揉掌小横纹、揉二马、补脾经、同时揉内关和天突、推天柱骨、揉定喘、揉肺俞、揉脾俞、肾俞、捏脊

（倒下8次正上2次）、揉天突、缺盆、膻中、揉丰隆、拿肩井。

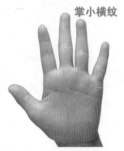
清肺经

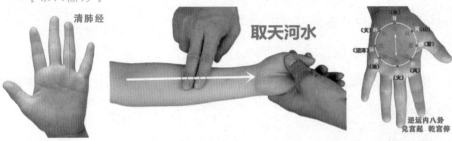
取天河水

逆运内八卦
兑宫起 乾宫停

清肺经   取天河水   逆运内八卦

掌小横纹

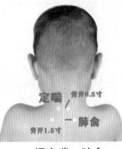
定喘 旁开0.5寸
肺俞 旁开1.5寸

膻中

揉掌小横纹   揉定喘、肺俞   揉膻中

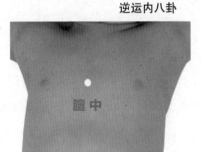

【饮食能量】

忌食：不建议吃易过敏食物如海鲜、海带、海苔等。天黑以后不建议吃肉、坚果等不易消化的食物，不建议吃高热量的食物如鸡汤，牛尾汤等肉汤；辛辣的食物如辣椒，胡椒等。不建议吃凉的饭菜或隔夜饭菜或隔顿奶。

宜食：米饭、馒头、面条、蔬菜、奶粉、各种稀饭、面糊糊、土豆丝等。建议饮食时食物和水的温度在40度左右为佳。

【呼吸能量】

①衣服适中，上衣略薄，注意背部及腹部保暖，头身略微出汗。

②室内温度18-25度，开窗通风保持室内空气清新，建议适量活动。

③小儿居家注意不要保暖太过，不要捂的大汗淋漓。

④睡觉要离窗户1.5米以上。如果睡床，床垫上只能铺一个厚床单，不能

铺毛毯；如果睡炕或榻榻米，炕或榻榻米和褥子之间加一个竹子凉席。

⑤在治疗期不能参加过于剧烈的体育活动，以免过度疲劳，但每天要进行15分钟以上的户外锻炼。

⑥建议配合艾灸。

请登录"易和小儿推拿"微信公众号，观看《热性哮喘》视频临床操作及更多中医内容。

三、寒热交杂哮喘（喘促哮喘后期康复）

能量状态　湿热寒湿交杂

【症状】喘促、痰粘、哮鸣、咳嗽、阵发性呼吸困难，多见环嘴和山根发青，多伴呕吐黏液，仰卧咳嗽憋喘会加重，多脸色萎黄或青黄、唇淡、舌淡、神疲乏力，爱出汗，大便多干结或稀溏，苔白腻。

【治则】健脾补肾强肺，祛痰止嗽平喘。

【组方】（穴位推拿次数：周岁内20-100次，周岁上：50-200次）

清肝经、清肺经、补脾经、分阳合阴阳、推三关、取天河水、补肾阴、分阴合阴阳、顺运内八卦、逆运内八卦、推四横纹、掌小横纹、揉二人上马、清小肠、揉外劳宫、定喘、肺俞、脾俞、胃俞、捏脊（正上8次倒下2次）、点颤胸八道、膻中、分推膻中、下推膻中、下推腹、足三里、丰隆、肩井。

【亲人简方】

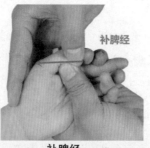

补脾经

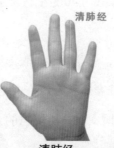

清肺经

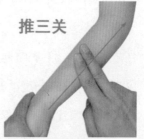

推三关

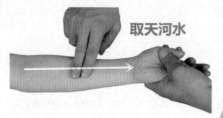

取天河水

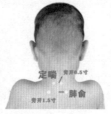

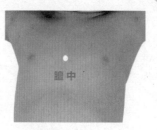

取天河水　　　　　　定喘、肺俞　　　　　膻中

【饮食能量】

忌食：易过敏高热量的食物如海鲜，鸡汤，牛尾汤等肉汤；辛辣的食物如辣椒，胡椒等。所有过酸、过辣、过甜、过咸的食物，包括海苔、辣条、辣棒、爽歪歪、咸菜等。不建议吃凉的饭菜或隔夜饭菜或隔顿奶。

宜食：米饭、馒头、面条、蔬菜、奶粉、各种稀饭、面糊糊、土豆丝。多喝各种类型蔬菜汤。

【呼吸能量】

①衣服适中，头身略微出汗。

②室内温度20–25度，开窗通风保持室内空气清新，建议多活动。

③小儿居家注意不要保暖太过，不要捂的大汗淋漓。

④睡觉要离窗户1.5米以上。如果睡床，床垫上只能铺一个厚床单，不能铺毛毯；如果睡炕或榻榻米，炕或榻榻米和褥子之间加一个竹子凉席。

⑤在治疗期不能参加过于剧烈的体育活动，例如舞蹈、武术等。以免过度疲劳，但每天要进行30分钟以上的户外锻炼。

⑥建议配合艾灸。

请登录"易和小儿推拿"微信公众号，观看《哮喘康复》视频临床操作及更多中医内容。

第五节 泄泻

本病以大便次数增多三次以上，粪质稀薄或不消化为主症的一种小儿常见病。

一、寒泻（腹部伤寒史、蛋白质过敏）

能量特性　寒　寒湿

【症状】大便清稀多水或有泡沫或有黏液、多发绿、有不消化的乳食、凝块色淡不臭或微臭、多肠鸣腹痛、手温或凉、唇舌多淡红、小便少或无、喜俯卧、口不渴、舌苔白腻、脉沉、指纹青红。

【治则】温中散寒、化湿止泻。

【组方】（穴位推拿次数：周岁内20-100次，周岁上：50-200次）

清天河水、推三关（24次）、补脾经、揉板门、运土入水、顺运八卦、推四横纹、清肝经、清小肠、揉外劳宫、脾胃俞、正捏脊、上推七节骨、揉龟尾、合谷道、中脘、天枢、揉足三里、揉颤百会、拿肩井。

【亲人简方】

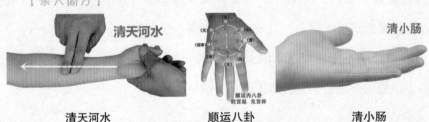

清天河水　　　　顺运八卦　　　　清小肠

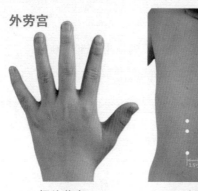
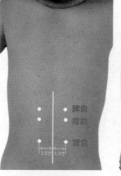
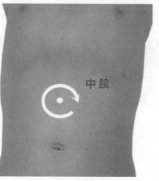

外劳宫

揉外劳宫　　　　脾胃俞　　　　　中脘

【饮食能量】

忌食：水果类西瓜、草莓、葡萄等；蔬菜类菠菜、黄瓜、木耳等。不建议吃温度低于40度的饭菜或隔夜饭或隔顿奶，建议喝40度以上的温水。

宜食：米饭、馒头、面条、奶粉、各种稀饭、面糊糊、土豆丝。大蒜俩瓣捣碎煮水小口频饮。3周岁以内小儿大便有黏液或炎症建议治疗期间换成无乳糖奶粉。小儿久泻，对蛋白质过敏，要求换低敏水解蛋白奶粉。

【呼吸能量】

①上衣略厚，注意腹部保暖，头身略微出汗。

②室内温度21～27度，适当开窗通风保持室内空气清新，建议减少活动。

请登录"易和小儿推拿"微信公众号，观看《寒泻（蛋白质过敏）》视频临床操作及更多中医内容。

二、热泻（母乳性腹泻、乳糖不耐受症、久泻不愈）

能量特性　热　湿热

【症状】大便有味腥臭或恶臭、有黏液或食物残渣、早晨量多、下午晚上量少、多黄色或深黄或土黄、肛门多红、腹痛或腹胀、唇红、舌质红、手心热、有汗、烦躁不安、小便黄少、脉滑数、指纹紫。

【治则】清热利湿、调中止泻。

【组方】（穴位推拿次数：周岁内20-100次，周岁上：50-200次）

清小肠、二人上马、清大肠、取天河水、补肾阴、分阴、合阴阳、清脾经、补脾经、清肝经、清肺经、逆八卦、推四横纹、清大肠、倒捏脊、揉脾胃俞、擦七节骨、龟尾、中脘、天枢、足三里、拿肩井。

【亲人简方】

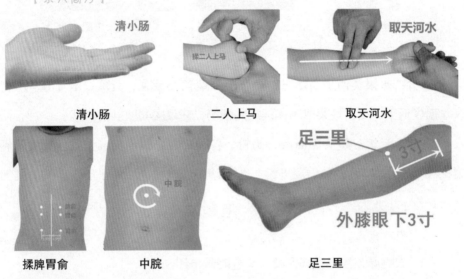

清小肠　　　　　　二人上马　　　　　　取天河水

揉脾胃俞　　　　　中脘　　　　　　　　足三里

【饮食能量】

忌食：水果类西瓜、草莓、葡萄等；蔬菜类菠菜、黄瓜、木耳等，不建议吃温度低于40度的饭菜或隔夜或隔顿奶，建议喝40度以上的温水。

宜食：米饭、馒头、面条、奶粉、各种稀饭、面糊糊、土豆丝。大蒜俩瓣捣碎煮水小口频饮。2周岁以内小儿大便有黏液或炎症建议治疗期间换成无乳糖奶粉。

【呼吸能量】

①上衣略厚，注意腹部保暖，头身略微出汗。

②室内温度21-27度，适当开窗通风保持室内空气清新，建议减少活动。

请登录"易和小儿推拿"微信公众号，观看《热泻（母乳性腹泻 肠炎及轮状病毒感染）》视频临床操作及更多中医内容。

三、伤食泻（有伤食史）

能量特性 湿热寒湿交杂

【症状】大便溏稀夹有不消化的食物残渣、酸臭、量多、腹痛而泻、泻后痛减、多腹部鸣响、多伴有轻微呃逆或呕吐、手多湿、唇色红、舌质红、暮夜多伴随发热、屁多、舌苔厚腻、脉滑、指纹紫。

【治则】消食导滞清热、健脾祛湿止泻。

【组方】（穴位推拿次数：周岁内20-100次，周岁上：50-200次）

清天河水、退六腑、清大肠、清小肠、补脾经、揉板门、运土入水、顺运内八卦、推四横纹、清肝经、揉脾胃俞、正捏脊（10次）、揉中脘、揉天枢、揉足三里、拿肩井。

【亲人简方】

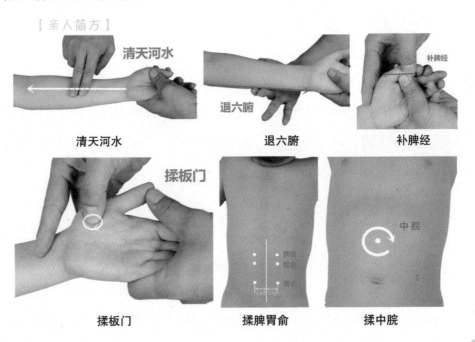

清天河水　退六腑　补脾经

揉板门　揉脾胃俞　揉中脘

【饮食能量】

忌食：水果类西瓜、草莓、葡萄等；蔬菜类菠菜、黄瓜、木耳等。不建议吃温度低于40度的饭菜或隔夜或隔顿奶，建议喝40度以上的温水。

宜食：米饭、馒头、面条、奶粉、各种稀饭、面糊糊、土豆丝。大蒜俩瓣捣碎煮水小口频饮。小儿久泻，对蛋白质过敏，2周岁以内要求换低敏水解蛋白奶粉。

【呼吸能量】

①上衣略厚，注意腹部保暖，头身略微出汗。

②室内温度21-27度，适当开窗通风保持室内空气清新，建议减少活动。

③棉花球蘸藿香正气水，用新生儿肚脐贴固定在小儿肚脐五小时每天一次，可辅助调理腹泻腹痛。

请登录"易和小儿推拿"微信公众号，观看《伤食腹泻》视频临床操作及更多中医内容。

第六节　呕吐

呕吐是由胃气上逆，胃或肠呈逆行蠕动所致。外邪犯胃、饮食内伤等，均可导致胃失和降，而发生呕吐。一岁以内的小儿，小儿乳食过饱后，偶尔嘴角溢出奶水，这种现象是溢乳不叫呕吐。

一、寒吐

能量特性　寒　寒湿

【症状】朝食暮吐，手凉或温，呕吐物无明显的酸臭味、多完谷不化有水或黏液，吐物为痰液加水时，往往次数多、唇舌淡，咽不红、多屈腰腹痛、脸色多见青黄、神乏、舌苔白腻、脉沉迟、指纹红。

【治则】温中散寒、化湿止吐。

【组方】（穴位推拿次数：周岁内20-100次，周岁上：50-200次）

横纹推向板门、清天河水、推三关、补脾经、揉板门、补胃经、清肝经、逆八卦、四横纹、外劳宫、掐右端正（3次）、下推天柱骨、下推七节骨、正捏脊（10次）、天突推向中脘、分腹阴阳、中脘、揉天枢、揉足三里、下推后承山、拿肩井。

【亲人简方】

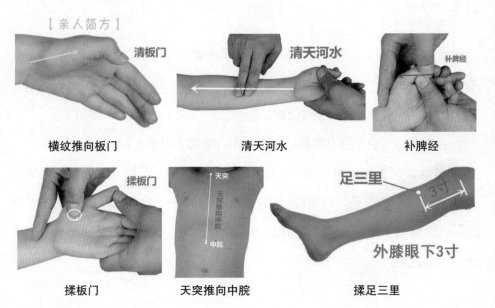

横纹推向板门

清天河水

补脾经

揉板门

天突推向中脘

揉足三里

外膝眼下3寸

【饮食能量】

忌食：水果类西瓜、草莓、葡萄等；蔬菜类菠菜、黄瓜、木耳等，不建议吃温度低于40度的饭菜或隔夜饭或隔顿奶。

宜食：米饭、馒头、面条、奶粉、各种稀饭、面糊糊、土豆丝。用温开水冲服补液盐颗粒，小口饮用。奶粉喝平时剂量的70%。建议饮食不饿即可。

【呼吸能量】

①上衣略厚，注意腹部保暖，头身略微出汗。

②室内温度21-27度，适当开窗通风保持室内空气清新，建议减少活动。

③棉花球蘸藿香正气水，用新生儿肚脐贴固定在小儿肚脐五小时每天一次，可辅助调理腹痛呕吐。

请登录"易和小儿推拿"微信公众号，观看《寒吐》视频临床操作及更多中医内容。

二、热吐

能量特性　热　湿热

【症状】食入即吐、吐物酸臭、舌苔黄腻、脸多潮红、舌红、咽红、手心热、烦躁不安、小便黄赤、大便多干结、多腹痛、脉洪数、指纹紫。

【治则】清热利湿、调中止吐。

【组方】（穴位推拿次数：周岁内20-100次，周岁上：50-200次）

横纹推向板门、取天河水、退六腑、清脾经、清大肠、清小肠、清肝经、清胃经、逆八卦、四横纹、掐右端正（3次）、推天柱骨、倒捏脊（10次）、下推七节骨、天突推向中脘、中脘、下推腹、天枢、分腹阴阳、下推后承山、拿肩井。

【亲人简方】

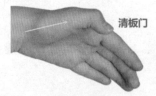

横纹推向板门

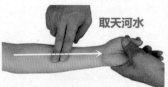

取天河水

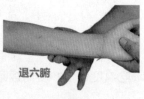

退六腑

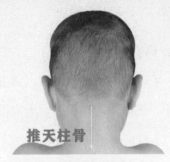

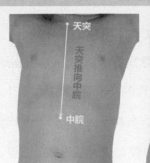

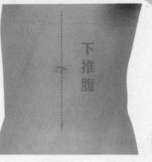

推天柱骨 　　　　天突推向中脘 　　　　下推腹

【饮食能量】

忌食：水果类西瓜、草莓、葡萄等；蔬菜类菠菜、黄瓜、木耳等，不建议吃凉的饭菜或隔夜饭菜或隔顿奶。

宜食：米饭、馒头、面条、奶粉、各种稀饭、面糊糊、土豆丝。用温开水冲服补液盐颗粒，小口饮用。奶粉喝平时剂量的70%。建议饮食不饿即可。

【呼吸能量】

①上衣略厚，注意腹部保暖，头身略微出汗。

②室内温度18–24度，适当开窗通风保持室内空气清新，建议减少活动。

③棉花球蘸藿香正气水，用新生儿肚脐贴固定在小儿肚脐五小时每天一次，可辅助调理腹痛呕吐。

请登录"易和小儿推拿"微信公众号，观看《热吐》视频临床操作及更多中医内容。

三、伤食吐（有伤食史）

能量特性　热　湿热　寒　寒湿

【症状】饭后半小时至三小时左右呕吐、吐物有酸臭味、有不消化的食物残渣、有明显的口气、腹胀痛、腹部拒按、舌苔白腻厚、唇舌咽正常或略红、手心多热、多伴随腹泻和午后发热、神疲乏力、脉浮、指纹紫。

【治则】消食导滞、健脾止吐。

【组方】（穴位推拿次数：周岁内20-100次，周岁上：50-200次）

横纹推向板门、清胃经、补脾经、揉板门、逆运内八卦、四横纹、清肝经、清天河水、退六腑、右端正（3次）、天柱骨、正捏脊（10次）、天突推向中脘、分腹阴阳、揉中脘、揉天枢、揉足三里、下推后承山、拿肩井。

【亲人简方】

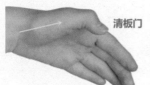

横纹推向板门

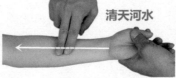

清天河水

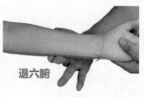

退六腑

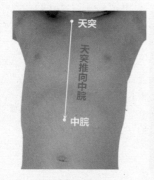

天突推向中脘

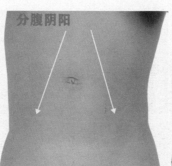

分腹阴阳

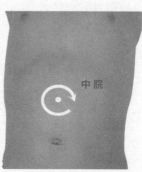

揉中脘

【饮食能量】

忌食：水果类西瓜、草莓、葡萄等；蔬菜类菠菜、黄瓜、木耳等，不建议吃凉的饭菜或隔夜饭菜或隔顿奶。

宜食：米饭、馒头、面条、奶粉、各种稀饭、面糊糊、土豆丝。用温开水冲服补液盐颗粒，小口饮用。奶粉喝平时剂量的70%。建议饮食不饿即可。

【呼吸能量】

①上衣略厚，注意腹部保暖，头身略微出汗。

②室内温度20-25度，适当开窗通风保持室内空气清新，建议减少活动。

③棉花球蘸藿香正气水，用新生儿肚脐贴固定在小儿肚脐五小时每天一次，可辅助调理腹痛呕吐。

④午后可能发热，建议儿推师或家长揉推涌泉穴半小时，热可退。

⑤频繁呕吐多为重症，可以食指尖点刺放3滴血；呕吐伴随发热，耳朵尖点刺放血。

请登录"易和小儿推拿"微信公众号，观看《伤食吐》视频临床操作及更多中医内容。

第七节 腹痛

腹痛多由腹内组织或器官受到强烈刺激或损伤或瘀堵所致。本节所讲为胃肠功能失调引起气血瘀滞类型腹痛，多为肠系膜淋巴结炎。

一、肠胃功能失调症（肠系膜淋巴结炎、腹胀或绞痛）

能量特性　湿热寒湿交杂瘀滞

【症状】腹痛时发时止，常在饭前，吃寒凉食物或水果后发作，轻症时多疼痛不剧烈，会自行好转。重症时屈腰而痛，啼哭烦躁，神疲，形体多消瘦，饮食多欠佳，多唇淡舌淡，苔白腻，指纹色淡。

【治则】行气导滞、健脾止痛。

【组方】（穴位推拿次数：周岁内20-100次，周岁上：50-200次）

揉中脘、揉天枢、顺摩腹、荡腹、颤腹、下推腹、揉足三里、拿肚角（3次）、揉一窝风、补脾经、揉板门、顺运八卦、推四横纹、清肝经、清大肠、揉脾俞胃俞、正捏脊（10次）、拿肩井。

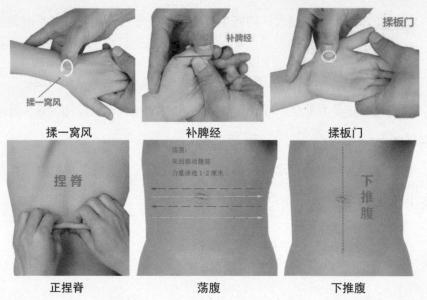

揉一窝风 补脾经 揉板门

捏脊 荡腹 下推腹

正捏脊 荡腹 下推腹

【饮食能量】

忌食：不建议吃海鲜、油炸食品、油腻、坚硬不好消化的食品。不建议吃凉的饭菜或隔夜饭菜或隔顿奶。水果：西瓜、草莓、葡萄等。

宜食：温热类，易消化的松软食物为主。米饭、馒头、面条、奶粉、各种稀饭、面糊糊、土豆丝。用温开水冲服葡萄糖颗粒小口饮用。奶粉喝平时剂量的80%。建议不要暴饮暴食。

【呼吸能量】

①上衣略厚，注意腹部保暖，头身略微出汗。

②室内温度21-27度，适当开窗通风保持室内空气清新，建议减少剧烈活动。

③棉花球蘸藿香正气水，用新生儿肚脐贴固定在小儿肚脐五小时每天一次，可辅助调理腹痛。

④用粗盐包热敷腹部。但要注意温度不能过高，以免烫伤，敷30分钟，一日2次。

请登录"易和小儿推拿"微信公众号，观看《腹痛（肠系膜淋巴结炎 腹胀痛）》视频临床操作及更多中医内容。

第八节 厌食（常用保健方）

厌食是指小儿较长时间食少不欲饮食，甚至拒食的一种证状。若长期不调，营养缺乏，影响小儿生长发育。

一、脾虚（营养不良症、矮小症、缺钙症）

能量特性 湿 寒湿

【症状】食欲不振，不欲饮食，食少，甚或拒食，多面色萎黄，多精神倦怠，多懒言乏力，多食则脘腹饱胀，形体偏瘦，大便多夹有不消化的食物残渣，舌质淡红，苔白腻，脉无力，指纹淡红。

【治则】健脾升清，温中消积。

【组方】（穴位推拿次数：周岁内20-100次，周岁上：50-200次）

补脾经、清胃经、揉板门、顺运内八卦、推四横纹、清肝经、清补清肺经、揉二人上马、揉外劳宫、揉肺俞、脾胃俞、正捏脊（10次）、揉中脘、顺摩腹、荡腹、下推腹、揉足三里、拿肩井。（常用为平时保健）

【亲人简方】

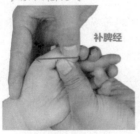
补脾经

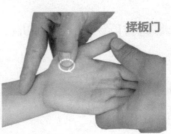
揉板门

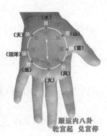
顺运内八卦

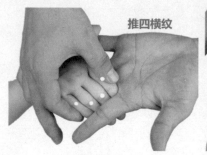
推四横纹

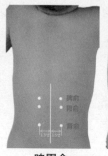
脾胃俞

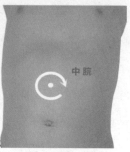
揉中脘

【饮食能量】

忌食：不建议吃海鲜、油炸食品、油腻、坚硬不好消化的食品。不建议吃凉的饭菜或隔夜饭菜或隔顿奶。水果：西瓜、草莓、葡萄等。纠正不良饮食习惯。定时进餐，饭前勿吃零食或糖果。荤、素、粗、细粮合理搭配，不挑食、不偏食，少食生冷、肥甘厚味之品。饭前饭后勿大量饮水或进饮料。

宜食：温热类，易消化的松软食物为主。米饭、馒头、面条、奶粉、各种稀饭、面糊糊、土豆丝。用开水煮淮山药片十五分钟后凉温小口饮用两周。奶粉喝平时剂量的80%。建议不要暴饮暴食。

【呼吸能量】

①上衣略厚，注意腹部保暖，头身略微出汗。

②室内温度21-27度，适当开窗通风保持室内空气清新，建议减少活动。

③用粗盐包热敷腹部。但要注意温度不能过高，以免烫伤，敷30分钟，一日一次。

④切勿在吃饭时训斥、打骂小儿或看手机，电视等荧光屏。营造良好进食环境，增强小儿食欲。

请登录"易和小儿推拿"微信公众号，观看《厌食 脾虚 营养不良 矮小 缺钙》视频临床操作及更多中医内容。

二、胃阴虚

能量特性　热　湿热

【症状】不欲饮食，食少，甚或拒食，偶尔暴饮暴食，口干多饮，多动烦躁，多皮肤干燥，手足心热，汗多，多大便秘结小便黄少，舌红少津，苔少或花剥，脉细数，指纹淡紫。

【治则】滋阴养胃，健运消积。

【组方】（穴位推拿次数：周岁内20-100次，周岁上：50-200次）

清胃经、清肝经、取天河水、补肾阴、分阴、揉总筋、逆揉艮宫、揉二人上马、补脾经、揉板门、逆运内八卦、推四横纹、揉脾俞胃俞、倒捏脊、揉中脘、荡腹、顺摩腹、揉足三里、拿肩井。（脾俞胃俞板门穴取痧）。

【亲人简方】

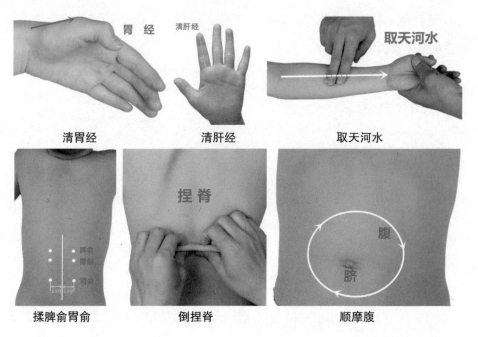

清胃经　　　　　　清肝经　　　　　　取天河水

揉脾俞胃俞　　　　倒捏脊　　　　　　顺摩腹

【饮食能量】

忌食：不建议吃海鲜、油炸食品、油腻、坚硬不好消化的食品。不建议吃凉的饭菜或隔夜饭菜或隔顿奶。纠正不良饮食习惯。定时进餐，饭前勿吃零食或糖果，荤、素、粗、细粮合理搭配，不挑食、不偏食，少食生冷、肥甘厚味之品。饭前饭后勿大量饮水或进饮料。

宜食：温热类，易消化的松软食物为主。米饭、馒头、面条、奶粉、各种稀饭、面糊糊、土豆丝。用开水煮山楂十五分钟凉温后小口饮用两周。奶粉喝平时剂量的80%。建议不要暴饮暴食。

【呼吸能量】

①上衣略厚，注意腹部保暖，头身略微出汗。

②室内温度18-24度，适当开窗通风保持室内空气清新，建议减少活动。

③切勿在吃饭时训斥、打骂小儿或看手机，电视等荧光屏。营造良好进食环境，增强小儿食欲。

请登录"易和小儿推拿"微信公众号，观看《厌食 胃阴虚》视频临床操作及更多中医内容。

第九节 便秘

便秘是指不能按时排便，或大便坚硬干燥，或大便粗大粘，欲便而排时不爽，艰涩难于排出的一种症状，三天以上排便一次，即为便秘。

一、顽固性便秘

能量特性 津燥气虚阴虚交杂

【症状】大便干结如羊屎状，或大便粗排出困难，时有便意，排便困难疼痛，大便粗，排便时间长，便血，多烦闷口臭，多腹胀或腹痛，多纳食减少，面色多暗，神疲乏力，舌淡红苔腻，指纹色淡滞。

【治则】润肠通便顺气行滞。

【组方】（穴位推拿次数：周岁内20-100次，周岁上：50-200次）

顺揉脐（5-10分钟）、顺摩腹、荡腹、下推腹、点揉天枢、膝部颤腹法、倒捏脊（10次）、点揉脾胃俞、下推七节骨、松谷道（2分钟）、清大肠、清肺经、清肝经、补脾经、运水入土、逆运内八卦、清板门、取天河水、推三关（30次）、膊阳池、揉照海、拿肩井。（刮痧：七节骨、曲池、后承山、脊柱）

【亲人简方】

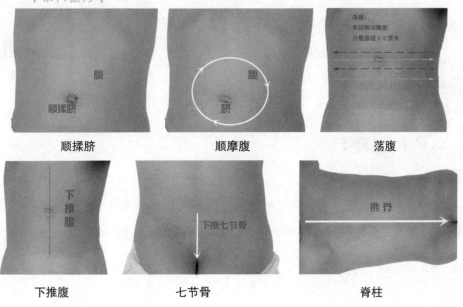

顺揉脐　　　　　　　顺摩腹　　　　　　　荡腹

下推腹　　　　　　　七节骨　　　　　　　脊柱

【饮食能量】

忌食：纠正不良饮食习惯，定时进餐，饭前勿吃零食或糖果，荤、素、粗、细粮合理搭配，不挑食、不偏食，少食生冷、肥甘厚味之品。每周务必保持两天素食。

宜食：水果类西瓜、草莓、葡萄、火龙果等。蔬菜类菠菜、白菜、蒜薹等粗纤维食物。易消化的松软食物如：米饭、面条、奶粉、各种稀饭。建议不要暴饮暴食。

【呼吸能量】

①衣着合适，头身略微出汗。

②室内温度18-25度，适当开窗通风保持室内空气清新，建议多做运动。

③切勿在吃饭时训斥、打骂小儿或看手机，电视等荧光屏。营造良好进食环境，增强小儿食欲。

④小儿居家注意不要保暖太过，不要捂的大汗淋漓。

⑤如果睡床，床垫上只能铺一个床单，不能铺毛毯或厚褥子；如果睡炕或榻榻米，炕或榻榻米和褥子之间加一个竹子凉席。

请登录"易和小儿推拿"微信公众号，观看《顽固性便秘》视频临床操作及更多中医内容。

第十节 肠套叠

肠套叠是指肠管的一部分及其相应的肠系膜套入邻近肠腔内的一种肠梗阻。按照发生部位可分为回盲部套叠、小肠套叠、结肠套叠等型。

一、肠套叠

能量特性　寒湿湿热交杂瘀堵

【症状】多见于5岁以下肥胖小儿，突然发作剧烈的持续性腹痛，患儿持续哭闹1-30分钟，多面色苍白出凉汗，表情痛苦。腹痛发作后24小时，多见呕吐，呕吐物为不消化带有酸臭味食物。发病后24小时多可见紫红色或猪肝色大便，并有黏液。右下腹多可触及腊肠样或香蕉样肿块。

【治则】解痉止痛，松套复位。

【组方】（穴位推拿次数：周岁内20-100次，周岁上：50-200次）。

顺摩腹（300次）、荡腹（5-10分钟）、下推腹（100次）、俯卧颠腹（30次）、俯卧震背（30次）、空心掌拍后背（30次）、揉一窝风、揉捣小天心。

【亲人简方】（建议及时送医院治疗）

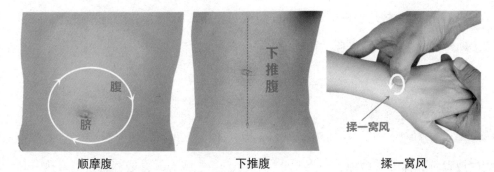

顺摩腹　　　　　　　　下推腹　　　　　　　　揉一窝风

【饮食能量】

忌食：不建议吃海鲜、油炸食品、油腻、坚硬不好消化的食品。不建议吃凉的饭菜或隔夜饭菜或隔顿奶。纠正不良饮食习惯。定时进餐，饭前勿吃零食或糖果，荤、素、粗、细粮合理搭配，不挑食、不偏食，少食生冷、肥甘厚味之品。饭前饭后勿大量饮水或喝饮料。发病后半月内，不建议吃水果果汁。

宜食：易消化的松软食物如：米饭、面条、奶粉、各种稀饭。建议不要暴饮暴食。

【呼吸能量】

①衣着合适，头身略微出汗。

②室内温度20-25度，适当开窗通风保持室内空气清新，建议多休息。

请登录"易和小儿推拿"微信公众号，观看《肠套叠》视频临床操作及更多中医内容。

第十一节 夜啼

夜啼是指婴儿入夜则啼哭不安，或每夜定时啼哭，甚则通宵达旦，而白天如常的病症。民间俗称"夜啼郎"。

一、寒啼

能量特性　寒　寒湿

【症状】屈腰而啼、哭声绵绵无力、不欲吮乳、唇淡、舌淡、面色多青白或青黄、鼻中气微凉、肢多冷、大便稀或绿、腹痛、喜按喜暖喜抱喜热、脉沉迟、指纹红。

【治则】温中健脾、养心安神。

【组方】（穴位推拿次数：周岁内20-100次，周岁上：50-200次）

揉捣小天心、神门、推三关、清天河水、外劳宫、补脾经、揉板门、补肾阳、清肝经、顺运八卦、正捏脊（10次）搓擦后背、揉中脘、揉天枢、揉丹田、揉足三里、拿肩井。

【亲人简方】

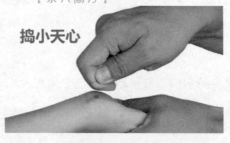

揉捣小天心

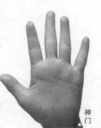

神门

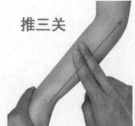

推三关

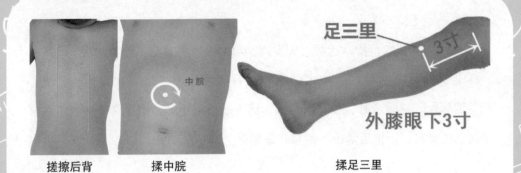

足三里

3寸

外膝眼下3寸

搓擦后背　　　　　揉中脘　　　　　　　　揉足三里

【饮食能量】

忌食：水果类西瓜、草莓、葡萄等；蔬菜类菠菜、黄瓜、木耳等，不建议吃凉的饭菜或隔夜饭菜或隔顿奶。

宜食：米饭、馒头、面条、奶粉、各种稀饭、面糊糊、土豆丝。如果吃母乳，妈妈应适当加衣服保暖，冬天妈妈外出回家后，建议喝温水30分钟后再喂奶。

【呼吸能量】

①上衣略厚，注意腹部保暖，头身略微出汗。

②室内温度21-27度，适当开窗通风保持室内空气清新，建议减少活动。

③小儿居家注意保暖，睡觉离窗户1.5米以上，洗澡洗屁股水温略热。

请登录"易和小儿推拿"微信公众号，观看《夜啼 寒啼》视频临床操作及更多中医内容。

二、热啼

能量特性　热　湿热

【症状】哭声响亮刺耳、长时间哭闹、面色红、唇红、舌红、咽红、汗多、烦躁不安、大便多干结、小便多黄少、手心热、腹部热或胀痛、多爱放屁、舌苔腻、指纹紫滞。

【治则】清心泻火、镇静安神。

【组方】（穴位推拿次数：周岁内20-100次，周岁上：50-200次）

揉捣小天心、神门、取天河水、补肾阴、分阴、总筋、清肝经、清心经、清肺经、逆运八卦、顺揉内劳宫、清大肠、清小肠、倒捏脊（10次）、顺摩腹、顺揉脐、下推后承山、涌泉、拿肩井。

【亲人简方】

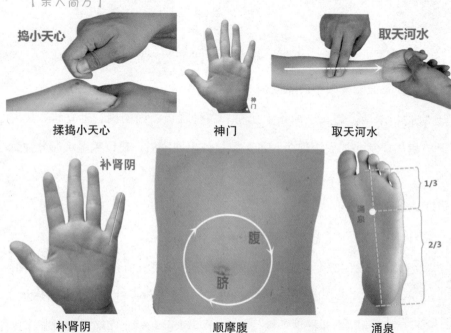

揉捣小天心　　　　　　　神门　　　　　　　取天河水

补肾阴　　　　　　　顺摩腹　　　　　　　涌泉

【饮食能量】

忌食：高热量的食物如鸡汤，牛尾汤等肉汤；辛辣的食物如辣椒，胡椒等。不建议吃凉的饭菜或隔夜饭菜或隔顿奶。

宜食：米饭、馒头、面条、奶粉、各种稀饭、面糊糊、土豆丝。

【呼吸能量】

①上衣略薄，注意不宜太过保暖，头身略微出汗。

②室内温度18-25度，开窗通风保持室内空气清新，建议多活动。

③小儿居家注意不要室温太高，不要捂得大汗淋漓。

三、惊吓、夜啼、哭闹

能量特性　热　湿热　寒　寒湿交杂

【症状】面色青黄或正常、多山根环嘴额角发青、惊惧而哭、多皱眉、多梦语异声或睡眠中时作惊惕不安、喜抱、肢末颤动、大便多发绿、舌苔腻、指纹青紫或青红。

【治则】柔肝熄风、镇惊安神。

【组方】（穴位推拿次数：周岁内20-100次，周岁上：50-200次）

分手阴阳、揉捣小天心、揉神门、掐揉五指节（3-5遍）、清肝经、清心经、补脾经、揉板门、旋推补肾、揉内劳宫、后承山（30次）、拿肩井、扣拍督脉（从上而下10遍）。

【亲人简方】

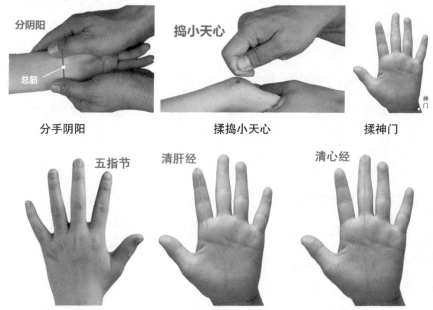

分阴阳
总筋

分手阴阳　　　　　　揉捣小天心　　　　　　揉神门

五指节　清肝经　　　　　清心经

掐揉五指节　　　　　清肝经　　　　　　清心经

【饮食能量】

忌食：高热量的食物如鸡汤，牛尾汤等肉汤；辛辣的食物如辣椒，胡椒等。不建议吃凉的饭菜或隔夜饭菜或隔顿奶。

宜食：米饭、馒头、面条、奶粉、各种稀饭、面糊糊、土豆丝。

【呼吸能量】

①衣服适中，注意腹部保暖，头身略微出汗。

②室内温度18-25度，开窗通风保持室内空气清新，建议多活动。

③小儿居家注意不要保暖太过，不要捂的大汗淋漓。

④睡前一小时不建议玩捉迷藏的游戏；治疗期间不能玩举高高的游戏。

⑤在治疗期间小儿不建议出远门，天黑前回家。

请登录"易和小儿推拿"微信公众号，观看《夜啼 惊吓》视频临床操作及更多中医内容。

第十二节 惊风

惊风俗称抽风、惊厥。以抽搐伴神昏、两目呆滞、肢体不自然抽动为主要临床特征。临床上分为急惊风和慢惊风两种。慢惊风现多表现为夜间惊跳症。

一、急惊风（惊厥）

能量特性 痰热惊风交杂

【症状】急性热病致使高热内闭。患儿体温多在39℃以上，突然抽搐，惊惕不安，面色乍青乍白或昏睡不醒，或神昏谵语，颈项强直，四肢抽搐，牙关紧闭，两目上视。

【组方】分筋法、掐人中，老龙、十宣、十宣点刺放血。

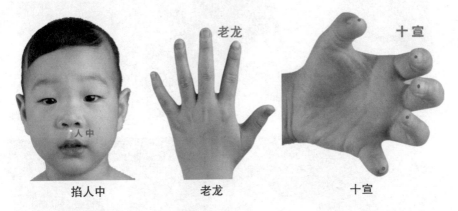

【亲人简方】（掐人中并及时送医院治疗）

掐人中　　　　　老龙　　　　　十宣

请登录"易和小儿推拿"微信公众号，观看《急惊风》视频临床操作及更多中医内容。

二、慢惊风、慢脾风（夜间惊跳症）

能量特性　痰热惊风瘀堵交杂

【症状】起病缓慢，病程长。自然状态下肢体有抽动感，多面色黄暗或青黄，神疲乏力，时作时止，有时在沉睡中突发抽动，颤抖，多肢冷，纳呆，舌淡苔白，脉沉无力。

【组方】（穴位推拿次数：周岁内20-100次，周岁上：50-200次）

补脾经（300次）、揉板门，顺运内八卦，推四横纹、清肝经、揉二人上马、外劳宫、揉捣小天心、推三关（48次）、退六腑（24次）、天门入虎口（36次）、搓摩胁肋、四神聪（48次）、揉肝俞、脾俞、命门，正捏脊（10次）、揉中脘、顺摩腹、揉足三里、血海，阳陵泉，太溪、拿肩井。

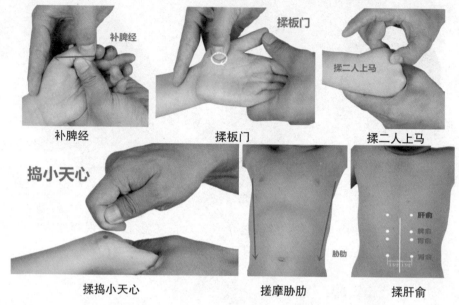

补脾经

揉板门

揉二人上马

揉捣小天心

搓摩胁肋

揉肝俞

【饮食能量】

忌食：高热量的食物如鸡汤，牛尾汤等肉汤；辛辣的食物如辣椒，胡椒等。不建议吃凉的饭菜或隔夜饭菜或隔顿奶。

宜食：米饭、馒头、面条、奶粉、各种稀饭、土豆丝。

【呼吸能量】

①衣服适中，注意腹部保暖，头身出汗。

②室内温度20-25度，开窗通风保持室内空气清新，建议少活动。

③小儿居家注意不要保暖太过，不要捂的大汗淋漓。

④惊厥发作时，应使患儿侧卧，并用纱布包裹压舌板等硬物放在上下牙齿之间，以免咬伤舌头。

⑤保持环境安静，避免患儿受不良刺激。

⑥对于小儿有惊厥病史者，日常多做保健。发热时要注意量体温，及时退热，以防体温过高，再次引发惊厥。

请登录"易和小儿推拿"微信公众号，观看《慢惊风之夜间惊跳症》视频临床操作及更多中医内容。

第十三节 小儿肌性斜颈

一、小儿肌性斜颈

小儿肌性斜颈，又称先天性肌性斜颈，俗称歪头。是指一侧胸锁乳突肌纤维化并挛缩而引起的颈部偏斜。

能量特性 气血瘀堵

【症状】小儿头部始终向一侧歪斜或旋转，用手按诊小儿颈部患侧往往有米粒或豆粒大小结节，或胸锁乳突肌纤维粘连变粗。

【治则】舒筋活血，软坚消肿。

【组方】

①儿推师轻揉小儿颈、肩、背部1~2分钟。

②家长抱着患儿，医生用大拇指、食指螺纹面，在小儿患侧胸锁乳突肌施用弹拨法3~5分钟。

③揉捏、拿捻患侧胸锁乳突肌，3-5次，以松解粘连。

④医者一手扶住小儿患侧肩部，另一手扶住患侧头部，使患儿头部渐渐向健侧侧屈30次。

⑤在患侧胸锁乳突肌再施用揉捏法3~5分钟。

⑥医者一手托患儿下颌部，一手扶头顶使患儿面部旋向患侧，反复做3-5次。

⑦医者一手置于患儿后枕部，一手置于下颌部，两手同时渐渐用力向上提拔3下。

⑧补脾经(200-300)次，清肝经(100-300)次，补肾阴(100-300)次，揉小天

心（100–300）次。

【亲人简方】

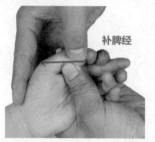
补脾经

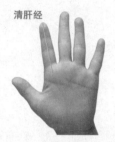
清肝经

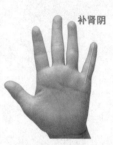
补肾阴

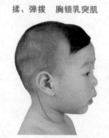
轻揉、弹拨胸锁乳突肌

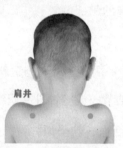
揉肩井

【饮食能量】

忌食：不建议吃凉的饭菜或隔夜饭菜或隔顿奶。

宜食：米饭、馒头、面条、奶粉、各种稀饭。

【呼吸能量】

①衣服适中，注意腹部保暖。

②室内温度20–25度，开窗通风保持室内空气清新，建议多晒太阳。

③早期诊断、治疗十分重要。一般小儿出生30天后就可以手法治疗。每天早晚各一次，每次5–15分钟左右，疗程1–12个月。

④在日常生活中建议用与头面斜颈相反方向活动加以矫正。

⑤建议日常睡觉使用小米枕头及定惊枕。

请登录"易和小儿推拿"微信公众号，观看《小儿肌性斜颈》视频临床操作及更多中医内容。

第十四节 小儿发育迟缓

一、小儿发育迟缓

小儿发育迟缓。五迟→立迟、行迟、发迟、齿迟、语迟；五软→头颈软、口软、手软、脚软、肌肉软；五硬→头颈硬、口硬、手硬、脚硬、肌肉硬。

【能量特性】 能量不足混乱瘀堵

【症状】发育迟缓，神情呆滞，面色无华，多伴有鸡胸、龟背，动作无力，多形体消瘦，智力低下，多面色苍白无华，神疲乏力，肌肉萎缩，多四肢及颈项腰背部肌肉僵硬，动作不协调，舌淡苔腻，脉滑。

【治则】开窍醒神，健脑益智，濡养筋脉，通经活络。

【组方】（穴位推拿次数：周岁内20-100次，周岁上：50-200次）

补脾经（300次）、清胃经、揉板门，顺运内八卦、推四横纹、清肝经、清补清肺经、揉二人上马、一窝风小天心对揉、推三关（48次）、退六腑（48次）、搓摩胁肋、揉肝俞心俞、脾胃俞，捏脊（20次）、一指禅揉脊柱、四神聪、搓擦头部两侧肝胆经、揉中脘、顺摩腹、揉足三里、阳陵泉、太溪、揉颤百会、四肢肌肉放松。

【亲人简方】

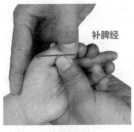
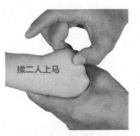
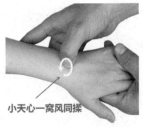

补脾经 　　　　　　揉二人上马 　　　　　一窝风小天心对揉

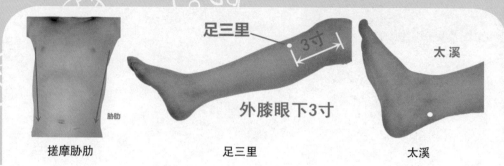

足三里

太溪

3寸

外膝眼下3寸

胁肋

搓摩胁肋   足三里   太溪

【饮食能量】

忌食：不建议吃凉的饭菜或隔夜饭菜或隔顿奶。

宜食：米饭、蔬菜、馒头、面条、奶粉、各种稀饭。

【呼吸能量】

①衣服适中，注意腹部保暖。

②室内温度20-25度，开窗通风保持室内空气清新，建议多晒太阳多辅助活动。

③早期诊断、治疗十分重要。一般小儿出生30天后就可以手法治疗。每天早晚各一次，每次5-15分钟左右。

请登录"易和小儿推拿"微信公众号，观看《小儿发育迟缓》视频临床操作及更多中医内容。

第十五节 近视眼

近视眼在调节放松的状态下，平行光线经眼球屈光系统后聚焦在视网膜之前。

一、近视眼、散光、视疲劳、视力下降

【症状】近视力较正常，远视力明显减弱。

【治则】疏通气血，通络明目。

【组方】（穴位推拿次数：周岁内20-100次，周岁上：50-200次）

先推（1）方再推（2）方

（1）通络明目

①患者仰卧位，医者坐于床头处，用两手拇指面沿小儿两眼眶做轻快柔和的"∞"形按揉，5-6遍。

②医者以患儿睛明穴为起点，用两手拇指面向上按揉点颤攒竹、鱼腰、丝竹空、太阳、承泣，每穴1~2分钟。

③医者用双手拇指分抹上下眼眶，由内向外反复分抹3分钟。

④医者用拇指、食指提拿患儿两侧耳垂，用食指、中指夹住患儿两耳，摩擦耳部3分钟。

⑤医者用两手拇指或中指手勾揉风池穴，以有酸胀感向眼部传导为宜。

⑥医者用两手拇指或食指、中指指面按揉头部两侧足少阳胆经循行路线。

⑦双手搓热热捂眼球10遍。

⑧用手按住眼球，让孩子自己旋转眼球。

⑨点按印堂3-5下。

（2）健脾益气

掐揉肾纹、补脾经（300次）、揉板门，顺运内八卦，推四横纹，清肝经，揉二人上马，一窝风小天心对揉、推三关（48次）、退六腑（48次）、搓摩胁肋、揉肝俞心俞、脾胃俞，捏脊（20次），一指禅揉脊柱，四神聪，搓擦头部两侧肝胆经，揉中脘，顺摩腹，揉足三里，太溪，揉颤百会。

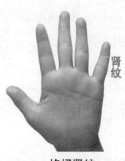

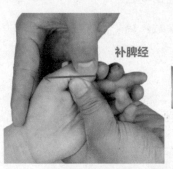

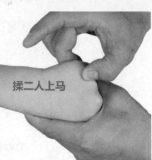

掐揉肾纹　　　　　　　　补脾经　　　　　　　　揉二人上马

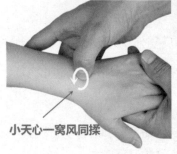

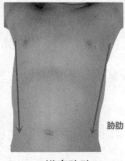

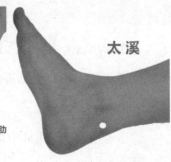

一窝风小天心对揉　　　　搓摩胁肋　　　　　　　太溪

【饮食能量】

忌食：不建议吃凉的饭菜或隔夜饭菜或隔顿奶。

宜食：米饭、蔬菜、馒头、面条、奶粉、各种稀饭，多食胡萝卜、玉米等。

【呼吸能量】

①衣服适中，注意腹部保暖。

②室内温度20度-25度，开窗通风保持室内空气清新，建议多晒太阳多活动。

③早期诊断、治疗十分重要。每天一次，每次10-25分钟左右，疗程1-3个月。

④每次调理后，眺望远方10分钟，效果较好。30天一疗程。

请登录"易和小儿推拿"微信公众号，观看《近视眼》视频临床操作及更多中医内容。

第十六节 鼻炎

鼻炎多为小儿身体免疫力下降所致，常见为肺脾肾三脏功能失调发作。多见有过敏性鼻炎、鼻窦炎、腺样体炎等。

一、过敏性鼻炎

能量特性 寒 寒湿（过敏性鼻炎）

【症状】反复性、经常性喷嚏、流清涕或清粘涕或白涕、**鼻腔发痒**、搓鼻子、吸鼻涕、偶见咳嗽、多咽喉不舒服、脸色多黄暗、多神疲乏力、遇冷空气花粉等多过敏，多舌淡或发青、舌苔白腻、脉沉细，指纹青红。

【治则】健脾益气、温阳通窍。

【组方】（穴位推拿次数：周岁内20-100次，周岁上：50-200次）

清肝经、清肺经、补脾经、揉板门、推三关、清天河水、取天河水（24次）、分阳合阴阳、顺逆八卦、推四横纹、揉掌小横纹、揉一窝风、捏脊、揉肺俞、脾胃俞、头面四大手法〔开天门（24次）、推坎宫、揉太阳、揉耳后高骨〕、迎香、鼻通、中脘、天枢、颤腹、下推腹、揉足三里、拿肩井。

【亲人简方】

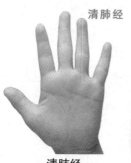

清肺经

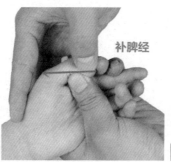

补脾经

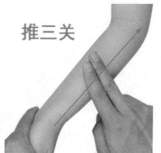

推三关

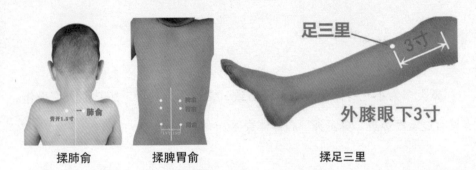

揉肺俞　　　　揉脾胃俞　　　　　　揉足三里

【饮食能量】

忌食：高热量的食物如鸡汤，牛尾汤等肉汤；辛辣的食物如辣椒，胡椒等。建议不吃凉的饭菜或隔夜饭菜或隔顿奶。天黑以后不建议吃肉、不能吃枸杞、桂圆、蛹。

宜食：米饭、馒头、面条、蔬菜、奶粉、各种稀饭、面糊糊、土豆丝。

【呼吸能量】

①衣服适中，注意腹部保暖，头身略微出汗。

②室内温度20-25度，开窗通风保持室内空气清新，建议多活动。

③小儿居家注意不要保暖太过，不要捂的大汗淋漓。

④睡觉要离窗户1.5米以上。如果睡床，床垫上只能铺一个厚床单，不能铺毛毯；如果睡炕或榻榻米，炕或榻榻米和褥子之间加一个竹子凉席。

⑤在治疗期不能参加过于剧烈的体育活动，以免过度疲劳，但每天要进行15分钟以上的户外锻炼。

⑥建议配合艾灸。

请登录"易和小儿推拿"微信公众号，观看《过敏性鼻炎》视频临床操作及更多中医内容。

二、副鼻窦炎

能量特性　热　湿热

【症状】鼻塞多有异味、有鼻痂或黄涕或黄脓涕、鼻腔发痒易抠、说话多鼻音、呼吸气粗气促或打呼噜、睡卧不稳多翻滚、唇红舌红咽喉红、汗多、大便多干结、小便多黄少、舌苔薄黄或黄腻、脉洪数、指纹紫。

【治则】清热滋阴、肃肺通窍。

【组方】（穴位推拿次数：周岁内20-100次，周岁上：50-200次）

清大肠、清小肠、清肝经、清肺经、补脾经、清板门、取天河水、补肾阴、分阴合阴阳、退六腑、总筋、逆八卦、推四横纹、清肝经、清肺经、清大肠、清小肠、揉掌小横纹、捏脊（正3次倒7次）、下推脊、头面四大手法（开天门（24次）、推坎宫、揉太阳、揉耳后高骨）、迎香、鼻通、中脘、天枢、颤腹、下推腹、揉足三里、拿肩井。（用刮痧板分别轻刮两侧桥弓3分钟）

【亲人简方】

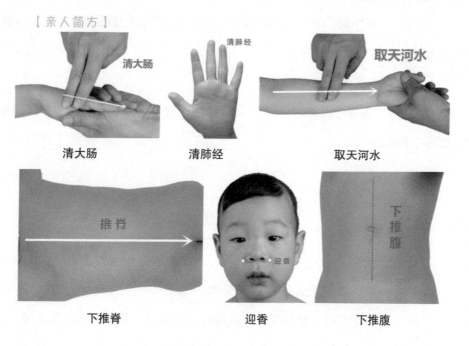

清大肠　　　　清肺经　　　　取天河水

下推脊　　　　迎香　　　　下推腹

忌食：高热量的食物如鸡汤，牛尾汤等肉汤；辛辣的食物如辣椒，胡椒等。建议不吃凉的饭菜或隔夜饭菜或隔顿奶。天黑以后不建议吃肉、不能吃枸杞、桂圆、蛹。

宜食：米饭、馒头、面条、蔬菜、奶粉、各种稀饭、面糊糊、土豆丝。多喝各种类型蔬菜汤。

【呼吸能量】

①衣服适中，头身略微出汗。

②室内温度18-25度，开窗通风保持室内空气清新，建议多活动。

③小儿居家注意不要保暖太过，不要捂的大汗淋漓。

④睡觉要离窗户1.5米以上。如果睡床，床垫上只能铺一个厚床单，不能铺毛毯；如果睡炕或榻榻米，炕或榻榻米和褥子之间加一个竹子凉席。

⑤在治疗期不能参加过于剧烈的体育活动，以免过度疲劳，但每天要进行30分钟以上的户外锻炼。

⑥建议配合艾灸和磁疗拔罐。

请登录"易和小儿推拿"微信公众号，观看《副鼻窦炎》视频临床操作及更多中医内容。

三、腺样体炎、鼻甲肿大

能量特性　热湿热寒寒湿交杂

【症状】鼻塞、打呼噜、多张嘴呼吸、多上唇变短变厚上翻、多上颌骨变长，腭骨高拱，牙列不齐，上切牙突出，多清粘涕和白黄涕交替出现、多易得反复上感、爱咳嗽、爱出汗、脸色发暗、多神疲、手温、唇红多干燥、舌红、咽多红、大便多前干后稀、舌苔腻、指纹青紫或青红。

【治则】滋阴补阳化湿通窍。

【组方】（穴位推拿次数：周岁内20-100次，周岁上：50-200次）

清肺经、清肝经、补脾经、揉板门、取天河水、补肾阴、分阴合阴阳、推三关（24次）、分阳合阴阳、运八卦（逆多顺少）、推四横纹、清肺经、清肝经、清大肠、清小肠、掌小横纹、捏脊（正7次倒3次）、揉肺俞、揉脾胃俞、头面四大手法（开天门（24次）、推坎宫、揉太阳、揉耳后高骨）、迎香、鼻通、中脘、天枢、颤腹、下推腹、揉足三里、拿肩井。（用刮痧板分别轻刮两侧桥弓3分钟）

【亲人简方】

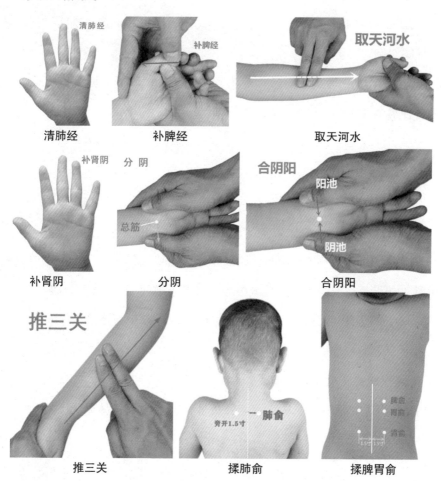

清肺经　　　　补脾经　　　　　　　取天河水

补肾阴　　　　分阴　　　　　　合阴阳

推三关　　　　揉肺俞　　　　　揉脾胃俞

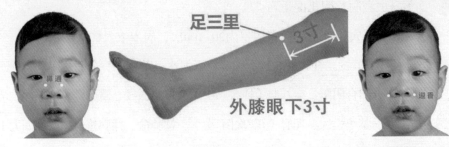

鼻通   揉足三里   迎香

【饮食能量】

忌食：高热量的食物如鸡汤，牛尾汤等肉汤；辛辣的食物如辣椒，胡椒等。不建议吃凉的饭菜或隔夜饭菜或隔顿奶。天黑以后不建议吃肉、不能吃枸杞、桂圆、蛹。

宜食：米饭、馒头、面条、蔬菜、奶粉、各种稀饭、面糊糊、土豆丝。多喝各种类型蔬菜汤。

【呼吸能量】

①衣服适中，头身略微出汗。

②室内温度18-25度，开窗通风保持室内空气清新，建议多活动。

③小儿居家注意不要保暖太过，不要捂的大汗淋漓。

④睡觉要离窗户1.5米以上。如果睡床，床垫上只能铺一个厚床单，不能铺毛毯；如果睡炕或榻榻米，炕或榻榻米和褥子之间加一个竹子凉席。

⑤在治疗期不能参加过于剧烈的体育活动，以免过度疲劳，但每天要进行30分钟以上的户外锻炼。

⑥建议配合艾灸和磁疗拔罐。

请登录"易和小儿推拿"微信公众号，观看《腺样体肥大》视频临床操作及更多中医内容。

第十七节 咽炎

咽炎多因阴虚内热，肺燥津伤所致。咽部干燥、灼热、充血、吞咽疼痛异物感，亦为西医病毒或细菌感染发作。

能量状态　湿热寒湿交杂

【症状】每天不定时清利咽喉，晨起、活动后加剧，形似干咳多无痰，入睡后症状消失，脸色多青黄或暗黄色，唇红略干，舌尖略红、舌质多淡，咽喉部滤泡变大、变红或堆积，滤泡上多有白色针尖大脓栓点，多伴有吸气性呼吸障碍。

【治则】补肾纳气，润喉止咳。

【组方】（穴位推拿次数：周岁内20-100次，周岁上：50-200次）

二人上马、清肺经、清肝经、清大肠、合谷、推三关30次、退六腑、取天河水、补肾阴、分阴合阴阳、逆八卦、推四横纹、掌小横纹、下推天柱骨（两岁以上用紫草油刮痧）、肺俞、肾俞、命门、拿喉结、天突推向中脘、膻中、关元、太溪、拿肩井。

【亲人简方】

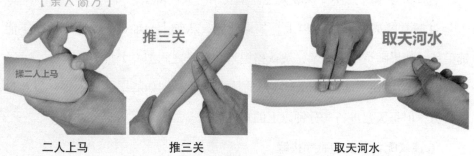

揉二人上马　　推三关　　取天河水

二人上马　　　　推三关　　　　　　取天河水

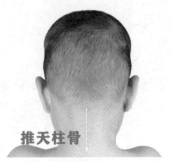
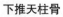
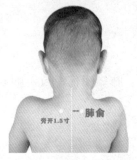
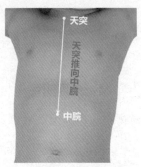

下推天柱骨　　　　　　　肺俞　　　　　天突推向中脘

【饮食能量】

忌食：所有过酸、过辣、过甜、过咸的食物，例如海苔、辣条、辣棒、爽歪歪、咸菜等。高热量的食物如鸡汤，牛尾汤等肉汤；辛辣的食物如辣椒，胡椒等。不建议吃凉的饭菜或隔夜饭菜或隔顿奶。

宜食：米饭、馒头、面条、蔬菜、奶粉、各种稀饭、面糊糊、土豆丝。多喝各种类型蔬菜汤。

【呼吸能量】

①衣服适中，头身略微出汗。

②室内温度18-25度，开窗通风保持室内空气清新，建议适量活动。

③小儿居家注意不要保暖太过，不要捂的大汗淋漓。

④睡觉要离窗户1.5米以上。如果睡床，床垫上只能铺一个厚床单，不能铺毛毯；如果睡炕或榻榻米，炕或榻榻米和褥子之间加一个竹子凉席。

⑤在治疗期不能参加过于剧烈的体育活动，例如舞蹈、武术等。以免过度疲劳，但每天要进行30分钟以上的户外锻炼。

⑥建议配合艾灸和磁疗拔罐。

请登录"易和小儿推拿"微信公众号，观看《咽炎》视频临床操作及更多中医内容。

第十八节　喉炎

喉炎多因肺胃之火上行刺激咽喉，致喉黏膜弥漫性充血，红肿声带呈粉红色。黏膜表面多见稠厚黏液，形成黏液丝。声音发生改变，低沉、嘶哑、异声。

一、喉炎　急性喉炎

能量状态　湿热寒湿交杂

【症状】咽喉部发出像犬吠一样的声音，同时伴随阵发性憋喘、咳嗽、环嘴发青、口腔内多有白色黏液、多伴有呕吐、嘴唇多发红、头或后背有汗，痰粘声嘶，手心多湿、苔腻、脉滑。此证夜晚多有憋喘窒息的危险，应多加注意。

【治则】健脾利湿、祛痰止嗽。

【组方】（穴位推拿次数：周岁内20-100次，周岁上：50-200次）

补脾经、清肺经、清肝经、揉板门、分阳合阴阳、推三关（30次）、清天河水（24次）、取天河水（150次）、退六腑、分阴合阴阳、逆运内八卦、推四横纹、掌小横纹、下推天柱骨、分推肩胛骨、肺俞、脾胃俞、空心掌扣拍督脉、膻中、分推膻中、顺摩腹、下推腹、丰隆、拨痰法、拿肩井。

【亲人简方】

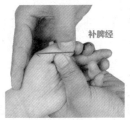
补脾经

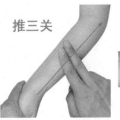
推三关

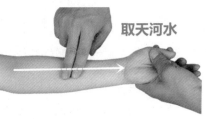
取天河水

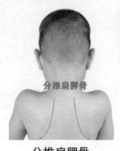
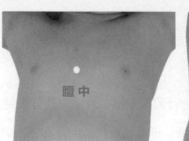
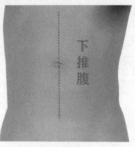

分推肩胛骨　　　　　　　膻中　　　　　　　下推腹

【饮食能量】

忌食：所有过酸、过辣、过甜、过咸的食物，例如海苔、辣条、辣棒、爽歪歪、咸菜等；高热量的食物如鸡汤，牛尾汤等肉汤；辛辣的食物如辣椒，胡椒等。不建议吃凉的饭菜或隔夜饭菜或隔顿奶；不建议吃水果（包括煮水果），可以康复后在服用。

宜食：米饭、馒头、面条、蔬菜、奶粉、各种稀饭、面糊糊、土豆丝。多喝各种类型蔬菜汤。

【呼吸能量】

①衣服适中，头身略微出汗。

②室内温度18-25度，开窗通风保持室内空气清新，建议多活动。

③小儿居家注意不要保暖太过，不要捂的大汗淋漓。

④睡觉要离窗户1.5米以上。如果睡床，床垫上只能铺一个厚床单，不能铺毛毯；如果睡炕或榻榻米，炕或榻榻米和褥子之间加一个竹子凉席。

⑤在治疗期不能参加过于剧烈的体育活动，例如舞蹈、武术等。以免过度疲劳，但每天要进行20分钟以上的户外锻炼。

⑥建议配合艾灸和磁疗拔罐。

请登录"易和小儿推拿"微信公众号，观看《喉炎》视频临床操作及更多中医内容。

第十九节 百日咳、久咳证

百日咳多由痰涎壅肺所致，是一种重症呼吸道症状，咳嗽呈阵发性，痉挛性，多出现鸡鸣样呼吸性吼声，病程长。

一、百日咳 顽固性咳嗽

能量状态 湿热寒湿交杂

【症状】百日咳也叫鸡鸣咳、久咳不愈，咳嗽时多憋得脸红，咳嗽时多涕泪俱下，鼻涕多清粘涕或白黄涕，眼睛周围和脸上多会出现小红点状血斑，多夜咳和晨咳。咳甚多伴有呕吐黏液或不消化的食物。手心多湿，有汗，食欲不佳，苔白腻。既往病史，小儿发病前多患有肺炎，支气管肺炎或多次支气管炎。

【治则】健脾补肾、肃肺止咳。

【组方】（穴位推拿次数：周岁内20-100次，周岁上：50-200次）

补脾经、揉板门、分阳合阴阳、推三关（24次）、取天河水、补肾阴、分阴合阴阳、顺运内八卦（24次）、逆运内八卦、清肺经、清肝经、清大肠、清小肠、掌小横纹、肃肺、分推肩胛骨、风门、肺俞、脾俞、膻中、点颤胸八道、下推膻中、分推膻中、荡腹、下推腹、丰隆、拿肩井。

【亲人简方】

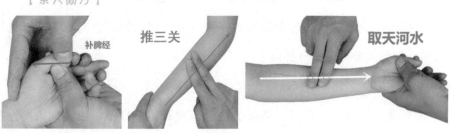

| 补脾经 | 推三关 | 取天河水 |

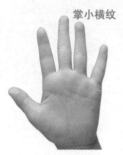
掌小横纹

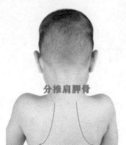
分推肩胛骨

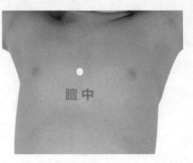
膻中

| 掌小横纹 | 分推肩胛骨 | 膻中 |

【饮食能量】

忌食：易过敏高热量的食物如海鲜，鸡汤，牛尾汤等肉汤；辛辣的食物如辣椒，胡椒等。所有过酸、过辣、过甜、过咸的食物，例如海苔、辣条、辣棒、爽歪歪、咸菜等。入睡前舌头滴一滴香油，连续十五天。

宜食：米饭、馒头、面条、蔬菜、奶粉、各种稀饭、面糊糊、土豆丝。多喝各种类型蔬菜汤。

【呼吸能量】

①衣服适中，头身略微出汗。远离过敏源如：塑料爬行垫、毛绒玩具、带香味的植物或花、新买的家具、书籍、妈妈的化妆品、下水道反味、墙角发霉等。

②室内温度20-25度，开窗通风保持室内空气清新，建议多活动。

③小儿居家注意不要保暖太过，不要捂的大汗淋漓。

④睡觉要离窗户1.5米以上。如果睡床，床垫上只能铺一个厚床单，不能铺毛毯；如果睡炕或榻榻米，炕或榻榻米和褥子之间加一个竹子凉席。

⑤在治疗期不能参加过于剧烈的体育活动，例如舞蹈、武术等。以免过度疲劳，但每天要进行30分钟以上的户外锻炼。

⑥建议配合艾灸和磁疗拔罐。

请登录"易和小儿推拿"微信公众号，观看《百日咳》视频临床操作及更多中医内容。

第二十节 幼儿急疹发热

幼儿急诊是婴幼儿常见的一种急性发热发疹性病症。多因湿热邪毒透发体表而引发，为常见症状。

一、急疹发热

能量状态　热　湿热

【症状】

（1）出疹子的年龄段多在：四个月–三岁半，六、七、八三个月为高发期。

（2）特征：小儿多耳朵、屁股发凉，眼泪汪汪，耳朵后络脉多为青紫色，发热4–6个小时反复一次，服用退热药后很难退烧到37度以内。发热温度普遍高于38.5度。在发热期间往往无任何兼症如：腹泻、呕吐等，唇、舌、咽红，脉数。

（3）发热24小时后，血常规化验单：白细胞值正常或偏低，中性粒细胞百分比正常或偏低，单核细胞百分比多在10%–18%之间，淋巴细胞计数正常或略微偏高，其他指标无明显变化。（见下图血常规化验单）

项目名称	代号	结果		参考区间	单位	项目名称	代号	结果		参考区间	单位
1 白细胞	WBC	6.01	↓	11—12	10^9/L	19 红细胞分布宽度SD	RDW-SD	38.7		37—54	fL
2 中性粒细胞比率	NEUT%	39.1	↓	40—75	%	20 血小板	PLT	339		125—350	10^9/L
3 淋巴细胞比率	LYMPH%	46.6		20—50	%	21 平均血小板体积	MPV	8.7		7—11.1	fL
4 单核细胞比率	MONO%	12.1	↑	3—10	%	22 血小板压积	PCT	0.30	↑	0.1—0.27	%
5 嗜酸性粒细胞比率	EO%	1.7		0.4—8	%	23 血小板分布宽度	PDW	9.9	↑	15.1—18.8	fL
6 嗜碱性粒细胞比率	BASO%	0.5		0.0—1.0	%	24 大型血小板比率	P-LCR	14.4		13—43	%
7 中性粒细胞数	NEUT#	2.35		1.8—6.3	10^9/L	25 全血CRP	CRP	7.10	↑	0—5	mg/L
8 淋巴细胞数	LYMPH#	2.80		1.1—3.2	10^9/L						
9 单核细胞数	MONO#	0.73	↑	0.1—0.6	10^9/L						
10 嗜酸性粒细胞数	EO#	0.10		0.02—0.52	10^9/L						
11 嗜碱性粒细胞数	BASO#	0.03		0—0.06	10^9/L						
12 红细胞	RBC	4.28		4—4.3	10^12/L						
13 血红蛋白	HGB	103	↓	110—120	g/L						
14 红细胞压积	HCT	32.3	↓	40—50	%						
15 红细胞平均体积	MCV	75.5	↓	82—100	fL						
16 平均血红蛋白量	MCH	24.1	↓	27—34	pg						
17 平均血红蛋白浓度	MCHC	319	↓	316—354	g/L						
18 红细胞分布宽度CV	RDW-CV	14.4		11.6—14.6	%						

【治则】解表透毒、扶正祛邪。

【组方】（穴位推拿次数：周岁内20-100次，周岁上：50-200次）

分手阴阳、补脾经、揉板门、推三关（24次）、清天河水（24次）、退六腑、运土入水、运水入土、清肺经、清肝经、一窝蜂小天心对揉、肺俞、脾俞、正捏脊、开天门、推坎宫、膻中、中脘、足三里。

【亲人简方】

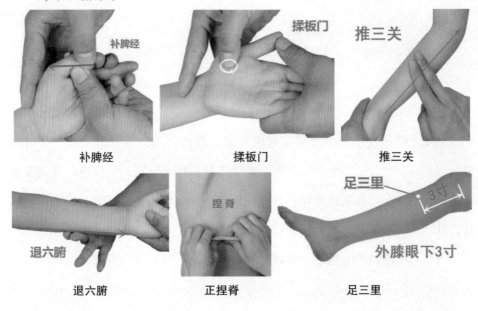

补脾经　　　　　揉板门　　　　　推三关

补脾经　　　　　揉板门　　　　　推三关

退六腑　　　　　捏脊　　　　　　足三里

退六腑　　　　　正捏脊　　　　　外膝眼下3寸

足三里　　　3寸

【饮食能量】

忌食：高热量的食物如海鲜，鸡汤，牛尾汤等肉汤；辛辣的食物如辣椒，胡椒等。不建议吃凉的饭菜或隔夜饭菜或隔顿奶。

宜食：一颗香菜连根煮水，水开十分钟为宜，小口频饮。饮食均衡为佳，米饭、馒头、面条、蔬菜、奶粉、各种稀饭、面糊糊、土豆丝。

【呼吸能量】

①衣服适中，头身略微出汗。

②室内温度20-25度，小儿所在房间不要开窗通风，不建议外出活动，多

休息。

③小儿居家注意不要保暖太过，不要捂的大汗淋漓。

④睡觉要离窗户1.5米以上。

请登录"易和小儿推拿"微信公众号，观看《幼儿急疹发热》视频临床操作及更多中医内容。

第二十一节 疱疹性咽颊炎发热

疱疹性咽颊炎多为肺胃实热诱发，也可由肠道病毒引起以急性发热和咽颊部疱疹溃疡为特征的咽颊炎。

一、疱疹性咽颊炎发热　化脓性扁桃体炎发热

能量状态　湿热寒湿交杂

【症状】高热4-6个小时反复一次，咽喉部有疱疹，口腔有溃烂，多扁桃体化脓、舌尖化脓，高热时小儿多手脚发凉，畏寒，手心热、腹部热，多咽喉疼痛，神烦不安，舌质发红，舌苔白腻而厚，脉洪数。（见下图血常规化验单）

序	代号	项目名称	结果	参考范围	单位	序	代号	项目名称	结果	参考范围	单位
1	WBC	白细胞	15.63 ↑	3.5--9.5	10⁹/L	16	MCH	平均血红蛋白量	27.0	27--34	pg
2	%NEUT	中性粒细胞百分比	66.9	40--75	%	17	MCHC	平均血红蛋白浓度	356 ↑	316--354	g/L
3	%LYMPH	淋巴细胞百分比	24.4	20--50	%	18	RDW-SD	红细胞分布宽度SD	37	37--50	fL
4	%MONO	单核细胞百分比	7.9	3--10	%	19	RDW-CV	红细胞分布宽度CV	14	8--15	%
5	%EOS	嗜酸性粒细胞百分比	0.5	0.4--8	%	20	PLT	血小板	251	125--350	10⁹/
6	%BASO	嗜碱性粒细胞百分比	0.3	0.0--1.0	%	21	PDW	血小板分布宽度	7.3 ↓	9--17	%
7	#NEUT	中性粒细胞计数	10.46 ↑	1.8--6.3	10⁹/L	22	MPV	平均血小板体积	8.7 ↓	9--13	fL
8	#LYMPH	淋巴细胞计数	3.81	1.1--3.2	10⁹/L	23	PCT	血小板压积	0.22	0.12--0.3	
9	#MONO	单核细胞计数	1.23 ↑	0.12--0.8	10⁹/L	24	P-LCR	大型血小板比率	14.9	13--43	%
10	#EOS	嗜酸性粒细胞计数	0.08	0.02--0.52	10⁹/L	25	CRP	C反应蛋白	18.2 ↑	0--10	mg/
11	#BASO	嗜碱性粒细胞计数	0.05	0--0.06	10⁹/L						
12	RBC	红细胞	4.74	3.8--5.1	10¹²/L						
13	HGB	血红蛋白	128	115--150	g/L						
14	HCT	红细胞压积	36.00	35--45	%						
15	MCV	红细胞平均体积	75.8 ↓	82--100	fL						

【治则】清热泻火、解毒退热。

【组方】（穴位推拿次数：周岁内20-100次，周岁上：50-200次）

补脾经、推三关（48次）、清肝经、清肺经、清板门、取天河水（200次）、补肾阴、分阴、逆运内八卦、顺揉内劳宫、推四横纹、清大肠、清小肠、揉捣小天心、退六腑、脾俞胃俞、捏脊（正上8次倒下2次）、后背取痧、顺揉脐、顺摩腹、荡腹、下推腹、足三里、涌泉、拿肩井。

【亲人简方】

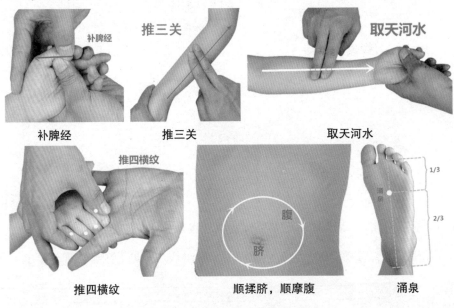

补脾经　　　推三关　　　取天河水

推四横纹　　顺揉脐，顺摩腹　　涌泉

【饮食能量】

忌食：高热量的食物如海鲜，鸡汤，牛尾汤等肉汤；辛辣的食物如辣椒，胡椒等。不建议吃凉的饭菜或隔夜饭菜或隔顿奶，不建议吃鸡蛋或含鸡蛋的食物。

宜食：两瓣大蒜煮水加冰糖，水开十分钟以上，小口频饮。米饭、馒头、面条、蔬菜、奶粉、各种稀饭、面糊糊、土豆丝。多喝各种类型蔬菜汤。

【呼吸能量】

①衣服适中，头身略微出汗。疱疹性咽颊炎多为高热，家里备好退热药。温度超过39度请务必服用退热药。温度不超过39度，且无惊厥史无失神无其它恶性症状的小儿，建议38.5度以上服用退热药，对孩子免疫力的提升有好处。

②室内温度20–25度，适当开窗通风保持室内空气清新，建议多休息。

③小儿居家注意不要保暖太过，不要捂的大汗淋漓，宜保持微出汗。

④睡觉要离窗户1.5米以上。如果睡床，床垫上只能铺一个厚床单，不能铺毛毯；如果睡炕或榻榻米，炕或榻榻米和褥子之间加一个竹子凉席。

⑤在治疗期不能参加过于剧烈的体育活动，例如舞蹈、武术等。

⑥建议配合艾灸和磁疗拔罐。

请登录"易和小儿推拿"微信公众号，观看《疱疹性咽颊炎发热》视频临床操作及更多中医内容。

第二十二节　湿疹

湿疹分湿性湿疹、干性湿疹。多因风燥和湿热诱发，是一种由内而外因素引起的瘙痒性皮肤炎症。

一、湿疹

能量状态　湿热

【症状】湿疹常表现为红斑、丘疹、丘疱疹、严重者常有大量的渗出液，皮疹处有瘙痒。久症皮疹多呈暗红色，可有少量的渗出液和鳞屑，仍然感到瘙痒。多好发于手足腋下，多遇热或吃海鲜等过敏后加重。

【治则】健脾祛湿，清热止痒。

【组方】（穴位推拿次数：周岁内20-100次，周岁上：50-200次）

清小肠、清大肠、二人上马、外劳宫、清肺经、清肝经、推三关（24次）、取天河水、补肾阴、分阴合阴阳、退六腑、逆运内八卦、推四横纹、肺俞、肝俞、脾俞、捏脊（倒下8次正上2次）、下推脊柱、下推七节骨、顺摩腹、下推腹、血海、足三里、三阴交、拿肩井。（配合大椎穴至龟尾穴用紫草油刮痧）

【亲人简方】

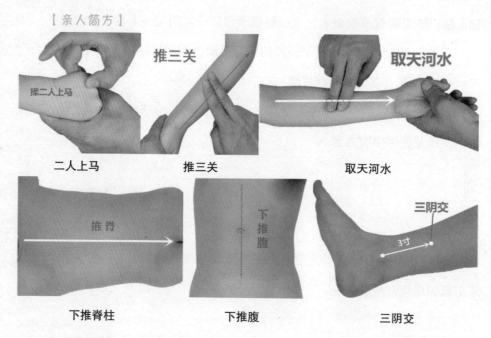

推三关

取天河水

揉二人上马

二人上马　　　　　推三关　　　　　取天河水

推脊

下推腹

三阴交

3寸

下推脊柱　　　　　下推腹　　　　　三阴交

【饮食能量】

忌食：易过敏食物如海鲜，鸡汤，鸡蛋等；辛辣的食物如辣椒，胡椒等。不建议吃凉的饭菜或隔夜饭菜或隔顿奶。

宜食：米饭、馒头、面条、蔬菜、奶粉、各种稀饭、面糊糊、土豆丝。多喝各种类型蔬菜汤。

【呼吸能量】

①衣服适中，头身略微出汗。远离过敏源如：塑料爬行垫、毛绒玩具、带香味的植物或花、新买的家具、书籍、妈妈的化妆品、下水道反味、墙角发霉等。

②夏天是最佳治疗期，在治疗期间建议小儿到有土的地方踩土玩一个小时以上，每周三次以上。（沙子不行，必须是土）。

③小儿居家注意不要保暖太过，不要捂的大汗淋漓。

④睡觉要离窗户1.5米以上。如果睡床，床垫上只能铺一个厚床单，不能铺毛毯；如果睡炕或榻榻米，炕或榻榻米和褥子之间加一个竹子凉席。

⑤室内温度20-25度，开窗通风保持室内空气清新，建议多活动。

⑥建议配合艾灸和磁疗拔罐。

请登录"易和小儿推拿"微信公众号，观看《湿疹》视频临床操作及更多中医内容。

第二十三节　遗尿、尿频

夜间漏尿的现象，俗称的尿床。但是，偶尔的尿床不能算是遗尿症。

一、遗尿　尿频　漏尿

能量状态　寒　气虚　气乱

【症状】至少要每周出现两次或者两次以上的尿床现象。并且，遗尿的现象持续时间要大于一个月的时间，才为遗尿症。就是小儿在熟睡的时候，不自主的排尿，小儿突然不自主漏尿，小裤头经常有尿渍。小儿多脸色青黄或萎黄，神疲乏力，唇舌多淡红，脉细。

【治则】温补下元固阳止漏。

【组方】（穴位推拿次数：周岁内20-100次，周岁上：50-200次）

推箕门、拿箕门、三阴交、关元、命门、搓擦命门、捏脊（正上8次倒下2次）、分手阴阳、揉捣小天心、掐揉五指节（操作五遍）、补脾经、揉板门、清肝经、清肺经、补肾阳、二人上马、推三关、退六腑、总筋一窝风对掐五次、拿肩井。

【亲人简方】

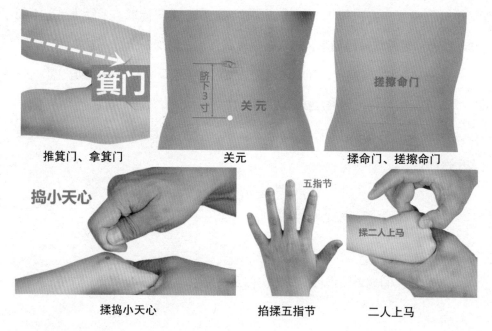

推箕门、拿箕门　　　　　关元　　　　　揉命门、搓擦命门

揉捣小天心　　　　掐揉五指节　　　二人上马

【饮食能量】

忌食：冰淇淋、冰镇矿泉水、酸奶等冷饮，不建议吃凉的饭菜或隔夜饭菜。

宜食：黑芝麻泡水加少量冰糖，泡三十分钟以上，小口上午饮用。米饭、馒头、面条、蔬菜、奶粉、面糊糊、土豆丝。

【呼吸能量】

①衣服适中，头身略微出汗。

②室内温度20-25度，适当开窗通风保持室内空气清新，建议适当活动。

③小儿居家注意不要保暖太过，不要捂的大汗淋漓。

④调整饮食：每天下午四点以后少饮水，晚饭最好少吃流质食物，宜偏干些，临睡前不要喝水。夏天除外，也不宜吃大量西瓜、橘子、生梨等水果及牛奶，以减少夜里膀胱的贮尿量。

⑤建立合理的生活制度：应该使小儿的生活、饮食起居有规律。应避免小儿过度疲劳及精神紧张。

⑥睡前不宜兴奋：应养成小儿按时睡眠的习惯，睡前不可让小儿兴奋，不可让小儿剧烈活动，不可看惊险紧张的影视片，以免使小儿过度兴奋。

⑦临睡前把小便排干净：要养成小儿每天睡前把小便排干净彻底的习惯，以便膀胱里的尿液排空。

⑧建议配合艾灸和磁疗拔罐。

请登录"易和小儿推拿"微信公众号，观看《遗尿 尿频 漏尿》视频临床操作及更多中医内容。

第二十四节　荨麻疹

荨麻疹俗称风团块，是由于湿气郁结于体表。皮肤、黏膜小血管扩张及渗透性增加的水肿反应。

一、荨麻疹　顽固性荨麻疹

能量状态　风湿热寒湿

【症状】急性荨麻疹的患者常出现皮肤瘙痒，皮肤表面有大小不等的红色风团块，而且表面凹凸不平，有时风团是淡白色。几小时以后肿块减轻，风团也慢慢消失，不留痕迹。慢性荨麻疹患者，症状一般较轻，风团时多时少，反复发作，病程持续几个月或几年，期间也可能伴随急性发作。人体免疫力多低下皮肤对外界刺激敏感。

【治则】祛风止痒，利湿消肿。

【组方】（穴位推拿次数：周岁内20-100次，周岁上：50-200次）

补脾经、揉板门、运土入水、运水入土、推三关、退六腑（24次）、分阳合阴阳、分阴合阴阳、顺运内八卦、逆运内八卦、清肺经、清肝经、一窝风、分推肩胛骨、肺俞、肝俞、脾俞、胃俞、肾俞、捏脊（正上8次倒下2次）、中脘、顺摩腹、下推腹、血海、足三里、三阴交、拿肩井。

【亲人简方】

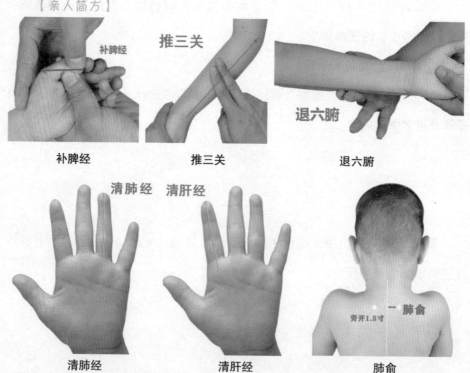

补脾经　　　　　　推三关　　　　　　退六腑

清肺经　　　　　　清肝经　　　　　　肺俞

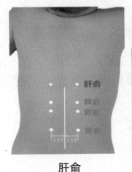

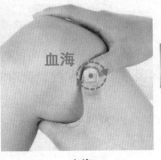

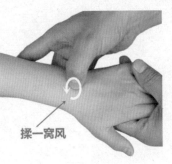

| 肝俞 | 血海 | 一窝风 |

【饮食能量】

忌食：易过敏食物如海鲜，鸡汤，鸡蛋等；辛辣的食物如辣椒，胡椒等。不建议吃凉的饭菜或隔夜饭菜或隔顿奶。

宜食：米饭、馒头、面条、蔬菜、奶粉、各种稀饭、面糊糊、土豆丝。多喝各种类型蔬菜汤。

【呼吸能量】

①衣服适中，头身略微出汗。远离过敏源如：塑料爬行垫、毛绒玩具、带香味的植物或花、新买的家具、书籍、妈妈的化妆品、下水道反味、墙角发霉等。

②春夏天是最佳治疗期，在治疗期间建议小儿每天都晒太阳，注意中午防止晒伤。

③注意衣服调整，居住环境温度调节。务必保持四肢微温，不可使手脚过凉或过热。

④室内温度20-25度，开窗通风保持室内空气清新，建议多活动。

⑤必须配合磁疗拔罐。

请登录"易和小儿推拿"微信公众号，观看《荨麻疹》视频临床操作及更多中医内容。

第二十五节 黄疸

黄疸是小儿常见症状，多因新生小儿胆红素代谢障碍而引起血清内胆红素浓度升高所致。

一、黄疸

能量状态 湿热

【症状】

面黄、目黄、手黄、身黄等皮肤、巩膜等组织的黄染，黄疸加深时，尿、痰、泪液及汗液也被黄染，唾液一般不变色。尿和粪的色泽改变。

小儿多有腹胀、腹痛、食欲不振等症状。建议小儿胆红素在15umol/L以内，小儿不哭不闹，且吃饭不错推拿效果好。

【治则】清热利湿，祛毒排黄。

【组方】（穴位推拿次数：周岁内20-100次，周岁上：50-200次）

清大肠、清小肠、清肝经、清肺经、清脾经、清板门、清胃经、取天河水、补肾阴、分阴合阴阳、逆运内八卦、推小横纹、清大肠、清肝经、逆揉巽宫、逆揉震宫、推三关（24次）、肝俞、脾俞、胃俞、捏脊（正上8次倒下2次）、下推七节骨、中脘、神阙、顺摩腹、下推腹、足三里、三阴交、拿肩井。

【亲人简方】（妈妈推拿：建议胆红素在9umol/L以内）

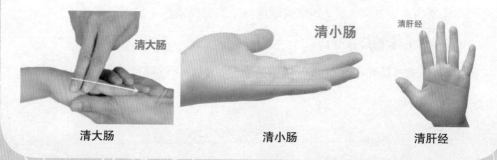

清大肠　　　　　　　　清小肠　　　　　　　　清肝经

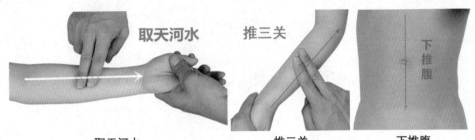

取天河水　　　推三关　　　下推腹

【饮食能量】

忌食：妈妈不建议吃辛辣的食物如辣椒，胡椒等。不建议吃橘子等黄色食物。如果是母乳性黄疸，在治疗期间建议暂停母乳。

宜食：米饭、馒头、面条、蔬菜、奶粉、各种稀饭、面糊糊、土豆丝。多喝各种类型蔬菜汤。

【呼吸能量】

①衣服适中，头身略微出汗，妈妈多饮水，小儿适当饮水。

②小儿居家注意不要保暖太过，不要捂的大汗淋漓。

③室内温度20-25度，开窗通风保持室内空气清新，建议多晒太阳。

请登录"易和小儿推拿"微信公众号，观看《黄疸》视频临床操作及更多中医内容。

第二十六节　局部抽动症

小儿抽动症是发生在小儿时期的不自主运动或运动障碍。多因心肝肾失调引起小儿紧张、焦虑情绪所诱发。

一、局部抽动症

身体特定部位出现不自主、无目的、重复的、迅速的肌肉收缩。多表现为眨眼、挤眉、吸鼻、咂嘴、伸脖、摇头、咬唇、抖肩等，咽喉部多发出异响。

【治则】安神止痉、通经活络。

【组方】（穴位推拿次数：周岁内20-100次，周岁上：50-200次）

分手阴阳、小天心一窝风对掐对揉、捣小天心、掐揉五指节、清肝经、清肺经、补脾经、合手阴阳、小天心一窝风对掐、推三关（24次）、退六腑（24次）、脾俞、胃俞、捏脊（正上8次倒下2次）、搓摩协肋、开天门、推坎宫、揉太阳、对脸部皮肤进行捻揉、搓擦、（印堂、山根、延年、人中、承浆、颊车、地仓、承泣、）先掐后揉、中脘、神阙、关元、足三里、手法正脊柱、点揉脊柱两侧。

【亲人简方】

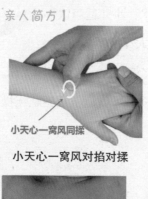

小天心一窝风同揉

小天心一窝风对掐对揉

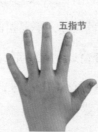

五指节

掐揉五指节

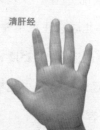

清肝经

清肝经

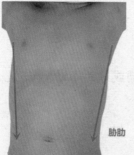

协肋

搓摩协肋

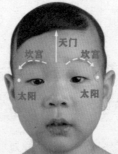

天门　坎宫　坎宫　太阳　太阳

开天门推坎宫揉太阳

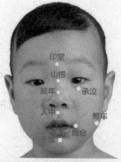

印堂　山根　延年　承泣　人中　颊车　地仓　承浆

印堂、山根、延年、人中、承浆、颊车、地仓、承泣

【饮食能量】

忌食：冰淇淋、冰镇矿泉水、酸奶等冷饮，不建议吃凉的饭菜或隔夜饭菜。

宜食：莲子茯苓泡水加少量冰糖，开水泡三十分钟以上，小口上午饮用。米饭、馒头、面条、蔬菜、奶粉、面糊糊、土豆丝。

【呼吸能量】

①衣服适中，头身略微出汗。

②室内温度20-25度，适当开窗通风保持室内空气清新，建议适当活动。

③小儿居家注意不要保暖太过，不要捂的大汗淋漓，脸部或身体不可以直接吹冷风如空调等。

④建议小儿的生活、饮食起居有规律。应避免小儿过度疲劳及精神紧张，在调理期间，最好居家休息。

⑤应养成小儿按时睡眠的习惯，睡前不可让小儿兴奋，不可让小儿剧烈活动，不可看惊险紧张的影视片，不可打骂呵斥以免使小儿过度兴奋或恐惧。

请登录"易和小儿推拿"微信公众号，观看《局部抽动症》视频临床操作及更多中医内容。

第二十七节 睑腺炎（麦粒肿）霰粒肿

睑腺炎（麦粒肿）是睑板腺炎症，是细菌感染引起炎症反应症状。霰粒肿是一种睑板腺的慢性炎症肉芽肿。是在睑板腺排出管的管道上阻塞和脂性分泌物潴留的基础上而形成的。

【症状】眼睛有局限性炎性包块、红肿、凸出、发痒、疼痛等。

【治则】滋阴明目、活络散淤。

【组方】（穴位推拿次数：周岁内20-100次，周岁上：50-200次）

掐揉肾纹、清肝经、清肺经、清板门、取天河水、补肾阴、分阴合阴阳、逆运内八卦、顺揉内劳宫、推小横纹、掐揉小横纹、清大肠、清小肠、攒竹、鱼腰、丝竹空、（攒竹、鱼腰、丝竹空取痧）、顺摩腹、下推腹、捏脊（倒下8次正上2次）、下推后承山、涌泉、拿肩井。

（点刺放血：两耳尖、攒竹、鱼腰、丝竹空、食指尖、无名指尖。）。

【亲人简方】

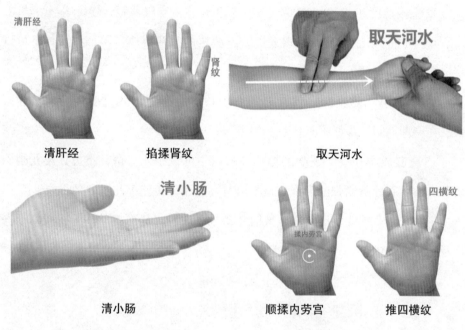

清肝经　　　　掐揉肾纹　　　　　　取天河水

清小肠　　　　　顺揉内劳宫　　　　推四横纹

【饮食能量】

忌食：高热量食物如海鲜，鸡汤，鸡蛋等；辛辣的食物如辣椒，胡椒等。

宜食：米饭、馒头、面条、蔬菜、奶粉、各种稀饭、面糊糊、土豆丝。多喝各种类型蔬菜汤。

【呼吸能量】

①注意眼部卫生，保持眼部清洁，不用脏手揉眼，不用脏东西擦眼。

②衣服适中，头身略微出汗，注意休息和生活规律，增加睡眠。

③室内温度18-25度，开窗通风保持室内空气清新，建议多活动。

④平时可以用干净手按摩局部眼皮及眼眶，保持眼皮上的腺体的导管通畅，促进其分泌物的排出，并增加局部的血液循环。

⑤在调理期间不宜打骂恐吓小儿。

请登录"易和小儿推拿"微信公众号，观看《麦粒肿 霰粒肿》视频临床操作及更多中医内容。

第二十八节 自汗、盗汗

一、自汗 盗汗 汗多

出汗可以分为自汗、盗汗、局部汗等。自汗、盗汗多因气阴两亏、津液外宣导致。

【症状】

自汗，是指白天人体不活动或轻微活动时不自觉的出汗。盗汗，是指入睡之后人体异常的出汗，而醒了之后出汗就会停止。小儿心肝有余、脾肺肾不足，且又为纯阳之体，故多见自汗盗汗的现象。

【治则】

滋阴潜阳、固表止汗。

【组方】（穴位推拿次数：周岁内20-100次，周岁上：50-200次）

揉肾顶、清肝经、清心经、清肺经、清大肠、清小肠、补脾经、推三关、退六腑、取天河水、补肾阴、分阴合阴阳、顺运外八卦、逆运内八卦、小天心一窝风对揉、搓擦手臂阳侧皮肤、搓擦风池风府、肺俞、脾俞、捏脊（正上8次倒下2次）、膻中、中脘、顺摩腹、下推腹、足三里、拿肩井。

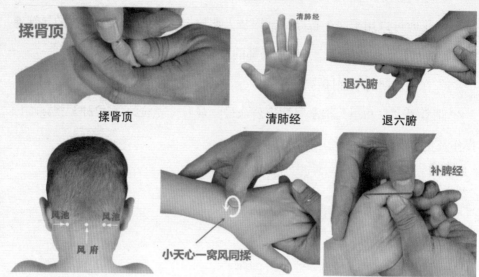

揉肾顶　　　　　清肺经　　　退六腑

搓擦风池风府　　　小天心一窝风同揉　　　补脾经

【饮食能量】

忌食：高热量食物如海鲜，鸡汤，燕窝等；辛辣的食物如辣椒，胡椒等。

宜食：米饭、馒头、面条、蔬菜、奶粉、各种稀饭、面糊糊、土豆丝。多喝各种类型蔬菜汤。天黑以后不宜大量进食，每周食素三天。

【呼吸能量】

①衣服适中，头身略微出汗。

②小儿居家注意不要保暖太过，不要捂的大汗淋漓。

③如果睡床，床垫上只能铺一个厚床单，不能铺毛毯或厚褥子等；如果冬天睡炕或榻榻米，炕或榻榻米和褥子之间加一个竹子凉席。

④室内温度18-24度，开窗通风保持室内空气清新，建议多活动。

⑤建议配合艾灸和磁疗拔罐。

请登录"易和小儿推拿"微信公众号，观看《自汗 盗汗 汗多》视频临床操作及更多中医内容。

用爱学习为宝贝

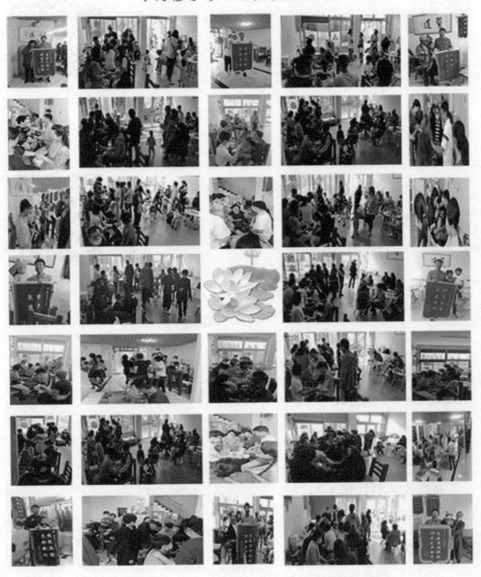

快乐康复临床来

易和小儿推拿微信公众号：

有6600多个不断更新的小儿推拿及中医健康临床实用调理视频，配合临床实践文章可供使用。微信扫码进入中医健康空间。

淘宝网【易和多宝】：

为您提供快乐康复用野生艾、陶瓷灸器、磁疗拔罐器、刮痧等专利产品。

扫描二维码逛本店

易和小儿推拿一店：

威海西北山路17-1-109　　　电话：13863128401

易和小儿推拿二店：

威海威建新村门市9-11　　　电话：13869038576

易和小儿推拿三店：

威海经区蓝星万象城院内22-47　电话：13255666134